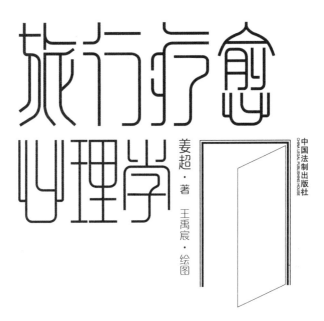

旅行疗愈心理学

姜超 · 著

王禹宸 · 绘图

中国法制出版社
CHINA LEGAL PUBLISHING HOUSE

U0304923

本书中收录了多个临床案例与旅行故事，旨在解释书中提到的旅行疗愈心理学理论，为尊重隐私，其中所涉及的人物信息均已改写，如有雷同，纯属巧合。

应弟子姜超的邀请，我认真阅读了本书，心中充满欣慰。这种感觉来源于他在本书中将积极心理学与人们日常生活的紧密结合，将心理学理论付诸实践。在书中他将心理学理论与旅行体验毫无保留地分享给读者，作为学生的他已经出师了。

姜超本身是一名精神科医生和心理治疗师，也是一个善于探索的旅行者，他以马丁·塞利格曼教授的PERMA理论模型为基础，该模型认为幸福=积极情绪＋投入＋人际关系＋意义＋成就，他将旅行中的体验有机融合进理论模型中，分别阐述了在旅行过程中人们可以尝试捕捉到的幸福感受，让人们可以更加深入地理解"什么是幸福"以及"怎样做可以变得幸福"。更可贵的是，他在文中整理了多种心理学的技术，使这本书成了一部非常好的心理健康教育和心理学科普书籍。

作为一名在精神病学领域工作了30余年的临床工作者，我深感人们因于心理疾病之苦痛，也一直在临床一线使用药物和心理治疗来治疗患者，然而实在分身乏术，无法为广大病人提供更多的科普知识。如今，我的弟子有心在科普工作上勤勉耕作，我深感欣慰，也为人们能够了解到更多的心理学和精神医学的知识而感到幸运。

随着社会的进步，越来越多的人不再满足于物质的享受，而更多将目光转向内心的成长和智慧的提升。如何能够让短暂的人生更有意义、有价值、更加幸福？这些逐渐成了多数人探索人生意义的方向。

年轻时，我也时常外出旅行，每到一处地方都会见识到不一样的风景，内心往往会涌出万丈豪情，然而从未想起这些风景也可与心理学的知识结合，风景原来可以给予人一份平静和安慰。国家在发展，人民也在变得富裕，越来越多的人们开始追求精神上的满足与通达，开始追求"诗和远方"了。

以往我在工作中更多地关注精神病理学的内容，探索人的心理为什么会生病，而如今积极心理学出现了，研究者开始专注研究生命中的美好事物，开始为大家提供科学有效的指导。本书的主要理论便是积极心理学，将科学理论与旅行生活中的点滴相结合，对于读者来说是更容易被理解的。

随着"健康中国"这一口号的提出，医务工作者和科研人员在致力于疾病诊疗和科研工作以外，积极开展医学和心理学科普工作，传播健康科学的心理学知识，提高公民的心理素养，也是义不容辞的。

袁也丰

南昌大学精神病学教授

推荐序二

古人云"读万卷书，行万里路"，所以我们不仅要从书本上获取知识，还要在现实中实践和运用知识，只有这样这些知识才会真正地被我们所掌握，化为我们经验当中的一部分。而这一套运用知识的方法，亦可称为方法论。我们需要在大量的生活实践中透过现象看本质，捕捉到这些经验背后所隐藏的规律，这对我们了解自己、了解他人和外部世界都大有裨益。

我们知道，种种痛苦、焦虑、抑郁、疑病、躯体化症状等表现，多与我们对事物的认知有关。而学习认识世界的方法论，可以从最底层去改变我们的认知，解决我们情绪上的问题。在这本书当中，作者在开篇阐述了旅行学习的必要性，同时对于马丁·塞利格曼教授的幸福学模型——PERMA模型做了详细的介绍，开始探索作为痛苦的对立面——幸福是什么样子的。

现在的精神医学是从"生物—心理—社会"医学模式来探索和治疗心理疾病的。在医院的成熟体系中，无论是对抑郁症还是对焦虑症，都可以采用药物来治疗患者，比如使用血清素一类的抗抑郁药物来帮助患者康复；还有多种物理治疗方法，比如经颅磁刺激、生物反馈治疗等；当然我们也有许多经过循证证据证明有效的心理治疗方法，比如认知行为疗法、精神分析疗法、家庭治疗等。以上的方法帮助许多患者走出了情绪的困扰，恢复了精神的清明。在这本书中，姜超医生将心理疗法与旅行相结合，探索出了一种新的治疗方法——旅行疗愈之法，将多种有效的心理学技术用于旅行中，风格上别具一格，为许多不愿意去医院就诊的人提供了一项自我疗愈的选择。

我本人并非旅行的爱好者。虽然因学习和工作的原因曾到过多个陌生的国家和地区，但极少深入探究当地的风土人情。但无论是与挚友还是所爱之人结伴同行或独自一人，在旅行过程中最大的收获是：没有什么困难是无法解决的。最后的最后，人总是需要孤独且坚强地走完自己剩下的路程。

心理学和精神医学的科普之路，不单单是在用药指导或者健康建议上，还应该多一些关于幸福感获得方法的推荐。而在这本书中，我们可以学习到更多帮助人们获得平静和放松的方法，学习到更多在人际关系当中可以应用的法则，学习到亲子教育中优势教养的运用，学习到接纳自己和人生不足之处。这些部分都在书中用寓言故事的方式被一一点到，但是寓言故事又取材于作者的亲身经历，读起来妙趣横生。

更有意思的是书中精心设计的心理学知识卡片，既方便携带又形象化地呈现了多种心理疗愈的方法。这令我突然想到，若是读者在旅行时真的拿着卡片到旅行地打卡使用，岂不是在验证旅行疗愈心理学的方法是否真的有效？

我们拭目以待。

张继辉

广东省人民医院广东省精神卫生中心研究员

我和姜超都是精神科医生和心理治疗师，又都是旅行的爱好者，所以当他邀请我为他的新书《旅行疗愈心理学》作序时，我立即欣然同意。旅行现在越来越成为人们的一种休闲方式，尤其受到年轻人喜欢。但当被问到"人为什么要去旅行？"时，可能许多人都会像个5岁小男孩一样回答"好玩啊，开心啊"，但并没有认真思考过旅行对我们意味着什么，我认为旅行最主要的是满足了人类求知、体验和审美的需要。

有科学家将人类描述为"嗜信息动物（infovores）"，称人类需要不断地获取新的信息。在旅行途中，天文地理、风土人情的知识和见闻都会激起我们强烈的好奇和探索的欲望。中国最伟大的旅行家是徐霞客，虽然历史上许多文人都曾留下过游记，但他们大都是"宦游"——古代的公费旅游。而徐霞客不同，旅行是为了满足他的好奇心，为了求知而旅行，他是这样描述自己的探险旅行的："尝恨上无以穷天文之杳渺，下无以研性命之深微，中无以砥世俗之纷沓，唯此高深之间，可以目摅而足析。"

同时，旅行又是一个充满情绪体验的过程。旅行能够让我们变得谦卑，"行远必自迩，登高必自卑"；旅行也能够让我们因为战胜自己而感到自己的伟大，只有不畏困难、勇于攀登，才能真正体会诗人"会当凌绝顶，一览众山小"的雄心和气概。旅行总是伴随着复杂且矛盾的情感，一成不变、单调无聊的日常生活让人感到痛苦，旅行会带给我们新奇和冒险，会增强我们在生活和工作中迎接新的挑战的能力。新奇和冒险既让我们感到兴奋，其中的不确定性又会让我们多少感到焦虑，旅行能增强我们克服焦虑和恐惧的能力，提高我们的自信。旅行有机会让我们探索和同伴在性格上的差异，处理我们在决定上的冲突，更重要的是在旅行途中发展合作精神，建立情感纽带。因此，旅行会让我们对新的体验更开放，对不熟悉的事物更舒服，与人交往更平和。

最后，绝大多数的旅行不是来自需要，而是来自渴望，即没有功利和实用的目的。旅行的过程是一个发现、感受和创造美的过程，无论是"大漠孤烟直，长河落日圆"的塞外风光，还是"水光潋滟晴方好，山色空蒙雨亦奇"的江南美景，都能让我们产生情景交融、物我两忘的美的体验。著名美学家朱光潜说："所谓美感经验，其实不过是在聚精会神之中，我的情趣和物的情趣往复回流而已。"这与作者在书中对"心流"体验的描述何其相似。

旅行并不是走马观花似的旅游。美国历史学家米利亚姆·比尔德说："旅行不仅仅是观光，它是一种持续、深刻和持久的生活观念的变化。"它需要我们走出"舒适区"，去探索、学习和实践。《旅行疗愈心理学》这本书运用积极心理学的理论探索了旅行与幸福的关系，并提出了具体的实践方法。同时，作者作为一名心理医生，将科学循证的心理治疗方法与旅行结合起来，对在旅行中疗愈我们的心灵做了大胆的尝试和探索，我们不妨称它为"旅行心理治疗"，尤其是作者在书中结合自己在旅行中的体验和经历，让我们在阅读时能够感同身受。

古罗马的天主教思想家圣奥古斯丁曾经写道："世界是一本书，不旅行的人只读了它的第一页。"人也是一本书，旅行本身也是一种心灵旅行。我相信这本书能够帮助读者热爱旅行，在追求幸福和体验幸福的旅行过程中探索世界和我们自己。

徐勇

上海市精神卫生中心副主任医师

中国心理卫生协会精神分析专业委员会常务理事

中国心理学会临床与咨询心理注册系统首批注册督导师

　　旅行的本质是去体验丰富的生活，在体验中提升感知幸福的能力。如果你不出去旅行，你会以为你的周围就是"你的世界"。本书是关于探索幸福的。作者姜超通过对绵羊先生故事的娓娓道来，让读者了解诸多的心理学专业知识，同时又会好奇绵羊先生所经历的旅行究竟是什么样子的。相对于作者2020年出版的《不焦虑不抑郁手册》而言，本书能够给读者更轻松愉悦的阅读体验，而书中的寓言故事仿佛是我们每一个读者投射在其中的影像。

　　作者将认知行为治疗（CBT）、正念疗法、眼动脱敏再加工疗法（EMDR）等心理治疗理论与旅行结合，可为读者带来更专业的心理疗愈，彰显出他作为心理医生和心理治疗师的专业胜任力和创新能力。诸多的心理学技术被独具匠心地设计成知识卡片，形式新鲜而有趣，令人眼前一亮。这一沓小小的知识卡片浓缩了这本书的精华，将这本书的主体框架为我们呈现了出来，其中就包括PERMA模型这一经典的幸福学的模型。

　　在来访者和咨询师之间的信任基础上建立同盟合作关系，作者的理论在来访者的旅行中得以应用，不仅是对来访者的心灵疗愈，更能帮助读者感知旅行途中的独特幸福。

人生就是一趟充满未知的旅行，旅行作为一个载体，承载着我们对美好生活的种种期望。本书逻辑清晰，又趣味横生，可促进读者以新的视角来看待幸福、看待旅行。本书对于心理学爱好者和旅行爱好者都不失为一本自助治愈心灵的读物。

张华

清华大学深圳国际研究生院心理辅导中心主任

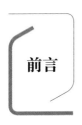

前言

旅行是一个自我学习的过程。

生命就像一朵百合花，终有凋谢的一天，然而好的旅行，就如清晨的雨露能让花儿清爽一样，能让生命丰沛充盈，旅行的本质是体验，在体验中学习感知幸福的能力。

我们需要在漫漫人生路上不断学习感知幸福的能力，因为没有人一出生就知道幸福是什么。

本书所讨论的内容是旅行和幸福之间的关系。幸福的旅行不单单是走到让人感知幸福的环境中去，还需要旅行者具备感知幸福的能力。而这种能力大多数时候是需要去学习的，掌握后再到生活中实践，来增强我们感知和体验幸福的能力。所以在本书中提到了许多种感受幸福的心理学技术和方法，这些技术和方法可以帮助人们获得幸福感和丰富人生经历。就像小孩子只有学习了父母相爱的方式之后，才能够学会去爱别人一样。

心理学学者柳博米尔斯基曾经提出关于幸福的模型：个体长期的幸福水平受三个主要因素控制，即遗传决定的幸福起点、与幸福有关的环境以及幸福活动的实践。

在这三者之中，遗传解释了幸福实现可能性的50％，生活环境解释了幸福可能性的10％，而个体所选择的积极生活解释了剩下的40％。在最新的权威学术杂志《自然》中发表的一篇文章揭示了我们所处环境与幸福之间的联系，作者是纽约大学的心理学系助理教授凯瑟琳·哈特利，他们研究了参与者在3—4个月的时长中的GPS定位数据，以及他们在不同地点的积极或消极情绪状态，最后研究结果表明：当人们的日常生活丰富多彩时，即当人们到新奇的地方时，会有更丰富的体验，他们会感到更幸福，同样，积极情绪会驱动人们更频繁地寻找这些有益的生活经历或体验。也就是说，旅行到全新的地方，会帮助人们提升积极情绪，从而提升人们的幸福感。

无论我们是出生于乡村，还是长久居于城市之中，我们自身都具有选择幸福的机会，那就是旅行。

本书中所提及的旅行心理学，可以简单地解释为从心理学的角度来研究旅行者的心理活动。诺贝尔文学奖获得者奥尔加·托卡尔丘克在《云游》一书中提到，旅行心理学与传统心理学有很大的不同，作者认为传统的心理学是将特定状态下的人作为研究对象，研究的是静止的、稳定的心理，而旅行心理学更关注的是人的渴望，主要是探究人为什么不想待在原来的地方，为什么我们会披星戴月地赶往另外一个地方，旅行地点有什么样的隐含意义。

这是我们对于自身生命状态的追问，我们希望通过旅行来找到答案。

正如《云游》中所讲：在正确的时间降落在正确的地点，抓住机遇，把握当下，绝不放手——这就意味着破解了保险箱的密码，真相即呈现，在那里你将找到挚爱和幸福。

本书中介绍的最为重要的有关幸福的理论，就是由积极心理学之父马丁·塞利格曼教授提出的实现全面幸福的PERMA模型，他提出幸福是由这5个元素组成的：积极情绪、心流投入、良好的人际关系、人生意义和人生成就感。

而我认为PERMA模型便是实现幸福的方法论，也是实现旅行幸福和疗愈的理论基础。

旅行疗愈心理学就是通过在旅途中学习PERMA模型实现幸福与疗愈的学科。通过学习本书中的心理学理论，和自身的旅行实践结合，通过学习的方法来获得自我的成长。

有效的学习方式往往不是线性的，而应该是自然循环的。知识的学习过程是流动的，是有生命力的。

美国社会心理学家大卫·库伯曾经提出了"体验式学习"——库伯学习圈。其中他提到学习不仅来源于经验的积累，还来源于抽象事物概念化的过程，即把对于一个问题的经验进行抽象概括，上升到理论层面，让它形成一个系统，适用于一整套有共性的问题。

库伯学习圈

我以库伯学习圈为基础，提出了旅行学习圈，即在旅行中学习旅行心理学及PERMA模型的循环体验式的学习过程，旨在帮助人们学习感知幸福甚至创造幸福的能力。

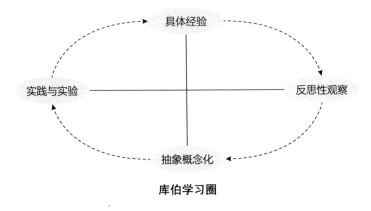

库伯学习圈

旅行学习圈

在旅行学习圈中，学习的起点是经验和体验。所以我们先要去旅行，体验旅行中"行万里路，见世间百态"的感觉。通过旅行积累大量的原始材料（如照片、笔记等），之后对这些材料进行反思性的观察——回想、思考、反省、整合，从中得到有价值的收获或发现（如旅行实现放松的方式或旅行疗愈的方式），有时这些收获往往是抽象的，甚至是无法言说的，若是将这些想法形成一个系统，就是概念化的过程（如总结出的旅行PERMA模型），于是将这些概念化的理论再次用于生活实践，将收获的知识迁移到生活中，或再次旅行，以检验自己的结论是否正确，以此再次体验旅行，构成一个完整的旅行体验式学习的循环。

在这样的学习循环中，我们会更好地学习到实现幸福的方法。这样，有关幸福的方法论就能够进入我们的认知中，帮

在这样的学习循环中，

我们会更好地学习到实现幸福的方法

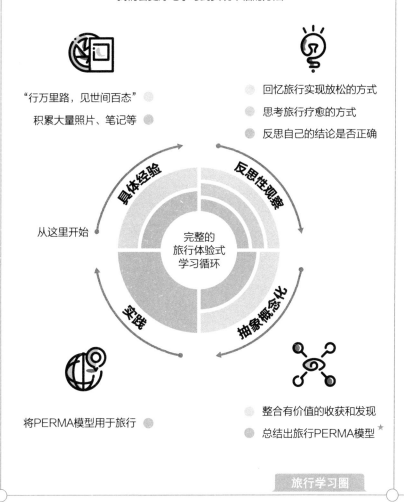

"行万里路，见世间百态"

积累大量照片、笔记等

回忆旅行实现放松的方式

思考旅行疗愈的方式

反思自己的结论是否正确

具体经验

反思性观察

从这里开始

完整的
旅行体验式
学习循环

实践

抽象概念化

将PERMA模型用于旅行

整合有价值的收获和发现

总结出旅行PERMA模型★

旅行学习圈

助我们更好地理解旅行与幸福。本书的六个章节也会依次按照PERMA模型的每个首字母所代表的元素来阐释旅行疗愈心理学的内容。

旅行与幸福有关，同时旅行也可以疗愈身心，在将幸福的方法论用在我们的精神世界之后，我们会发现精神的力量会慢慢复苏。

最后，愿读过本书的人，在旅行中能识别生活中的能与不能，在接受与改变之间觅得一处平衡之所。

愿你在旅行的微光当中，看到一个敢于追求幸福的自己。

★ 本书内文插画由设计师王禹宸设计。
王禹宸，可视化设计师。
临床医学学士，思维导图达人。
微博@医学思维导图、公众号@王禹宸 主理人。
希望知识卡片能够捕捉姜医生笔下的感性与理性，在旅途中能够给人以提示和回味。

目录

第一章

旅行疗愈心理学总论
——PERMA 模型

旅行疗愈心理学的模型是以人类的需求为出发点，来探索人们旅行的原因，而旅行也无疑帮助人们实现了幸福感的获得，不仅如此，旅行还作为一种心理疗愈的方式帮助人们减轻心理痛苦。绵羊先生和兔子小姐的旅行故事，告诉了人们PERMA的五个元素（积极情绪、投入、人际关系、意义、成就）是怎么在旅行中起作用的，同时探索出旅行疗愈心理学的新模型（PERMA+H），使用人生线路图来反思自己的人生，为实现自己的旅行幸福开启新的视角。

1　人为什么要去旅行？

人类从千百万年前的远古进化而来，从一开始就存在着向外探索的欲望，犹如人的性本能驱动力一样。从古代部落疆域边界的拓展到现代国家之间的太空竞赛，人类不停地向外探索，甚至知道了几万光年之外的地方正在发生的黑洞现象……

对于大多数普通人来说，旅行仿佛更像是一种休闲娱乐之举，从我们长期生活的空间中逃脱出来，进入别人长期生活的场景中，是旅行者选择的另一种生活方式。

旅行会使我们的感官、感受比平时更敏感，在家附近的东西，我们平时可能会忽略，但是一旦到了外面，世界就变得不一样起来。

人为什么要去旅行呢？

我也曾在旅途中问过一个5岁的小男孩："为什么出门旅行啊？"他只是挥舞着双手说："好玩呀，开心呀。"我们相信不同的人对旅行的定义会有不同的理解，但好像我们都会感受到——旅行会给我们带来某种愉悦的感觉。

我还是个初中生时，最喜欢的暑假活动就是约上一群男女同学一同去爬山，在暑假某个炽热的上午，一行几人踩着单车，在忽高忽低的坡道上，"追风少年"们呼啸而过，心情也仿佛悬浮在空中一样，道路两旁是种着玉米的农田和阳桃林，空气中混杂着农家肥堆散发的特殊气味……终于到达山脚下，众人却发现体力早已透支，少年们相互打气，称一定要爬上山顶，就为了在山顶上朗诵那句"会当凌绝顶，一览众山小"。

一个小时后，少年们在走过崎岖的山路和荆棘密布的树林后，终于踏上了山顶，入目所见一片郁郁葱葱。心跳声和粗重的喘息声，被一股来自征服大山的成就感所取代，众人在欢声笑语中便下山去了。后来，当我们各自回到家中时才发现脸和胳膊都晒伤了，褪了一层皮下来，我还被母亲责骂了一顿。

但是，这一段少年时的短途旅行经历，却深深地刻在了我的记忆深处，每当我回想起来，内心便欢喜不已。

假如，现在的我问过去的我："当年太阳那么毒，为什么要去爬山？"可能过去的我已无法回答，但如果过去的我狡黠一笑，反问道："若是当年你明知道太阳那么毒，你还会去爬山吗？"

"现在的我"*肯定会说："一定会去，但会记得带防晒霜。"

心理学知识小卡片

★ 现在的我

用"现在的我"与"过去的我"对话的模式是一种心理学技术，我们以这种自我在不同时空切换的方式，总结过往，提炼智慧，而且这种技术也可以运用到生活的各种情境中。

我们依旧会感谢自己曾经的经历，而那些美好的旅行经历也仿若璀璨的星辰一样，映射在我们记忆的天空之上。

旅行更多的是为了体验，而体验和感受又与幸福感有关，甚至可以说旅行在我们获得幸福感方面占据了很大的比重。

在心理学层面上，旅行其实是人们补偿某种心理匮乏的动力行为，通过生活场景的变换，弥补日常模式化生活的欠缺，而旅行中的美景、体验会成为我们快乐的源泉，甚至有些弥足珍贵的旅行经历，会成为我们面对苦难的资源，促使着我们获得心理上的成长。

我国旅游学者谢彦君在《旅游体验研究：一种现象学的视角》中提出：旅游的根本内驱力是匮缺补偿和自我实现。[1]

人本心理学家亚伯拉罕·马斯洛提出著名的马斯洛需求层次理论，他将人类的需求像阶梯一样划分，从低到高按层次分为5种，分别是生理需求、安全需求、归属和爱的需求、尊重需求、自我实现需求，从基本的生理需求到最高层次的自我实现需求呈阶梯式的过渡。[2]

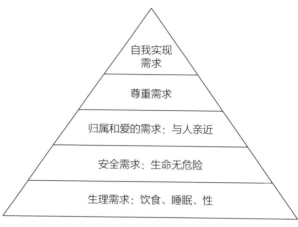

马斯洛需求层次图

　　而旅行的需求往往超越了生理需求和安全需求这两个层次，人们通过旅行，或许是为了认同和归属，如探亲访友，或许是为了获得别人的尊重，或许是为了探寻文化。

　　旅游心理学者菲利普·皮尔斯提出了旅游需求层次理论，从旅行的角度对马斯洛模型进行了重新注解，这个旅游模型也有5个层次的需求——放松需求、刺激需求、关系需求、自尊和发展需求、自我实现需求，然后将各种旅行现象放入了模型中。[3]

　　当我们因需求产生动机之后，我们便会付诸实践，然后在实践中去检验我们"去旅行"的原因，这就构成了一个完整的旅游行为的动力学模型。

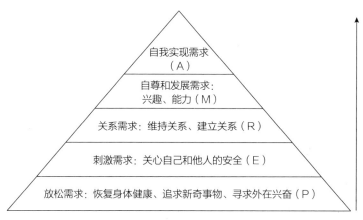

旅游需求层次理论图

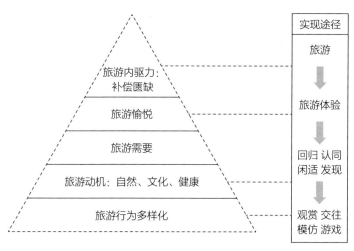

旅游行为的动力学模型

来源:《旅游体验研究:一种现象学的视角》

即使是进入了现代社会,人类希望去旅行的内在需求仍然很强烈,我们需要在旅行当中释放自己的天性,用旅行去滋养我们干涸的内心。

旅行过程中不单是环境发生了改变，处于旅行中的人也变成了另一个更加自由、更加自我的自己。

旅行的时间完完全全由自己来支配，自己可以获得物质消费自主权，比如住在自己喜欢的民宿中或品尝当地的美食。同时，不同的旅游胜地蕴含着不同的文化，也会使我们的"文化触角"更加敏感，而这正是旅行带来的美好感受。

然而旅行并不是人体单纯的空间移动，也不是一种单纯的游憩活动，更不是单纯的物质享受，旅行是人在心理空间上的拓展。

简言之，旅行是为了追求丰富多彩的幸福生活。

为什么去旅行？

因为幸福在那儿。

2 旅行与幸福的关系

"幸福"一词，现在已经成为一个非常时髦还略带诱惑的词语，好像一样东西一旦与"幸福"沾边，便会带来流量，带来利益的暴增，带来蜂拥而至的人群。其实，幸福起源于积极心理学理论，幸福的全名为"主观幸福感"（Subjective Well-being），即人对生活内在质量的认识评价。这个概念更多来自实验室和文献研究的数据，"主观幸福感"这个词有些不食人间烟火的味道，"幸福"一词使我们觉得更真实一些。

全世界范围内的人们开始越来越关注旅行心理学对于人们获得幸福的帮助。与此同时，人们开始尝试在旅行中实践旅行心理学的观点。

在1999年，美国心理学会的一次会议上，时任美国心理学会主席的马丁·塞利格曼教授在对传统心理学进行反思的基础上，提出了"心理学这门科学应该多关注普通人，而不是狭义的病态人群，心理学可以用一种开放、欣赏的眼光去看待人类的潜能、动机和能力"，这也是积极心理学学科发展的开始，而马丁老爷子也因此被称为"积极心理学之父"。

2007年，澳大利亚旅游心理学家菲利普·皮尔斯在国际旅游学会年度大会上，首次将积极心理学的概念引入旅游学和旅客行为学的研究中之后，与费乐普等人合作出版了积极心理学与旅游学研究的整合专著——《旅游者、旅游业与幸福生活》。[4]

积极心理学认为，人类本身具有强大的复原力量。

人性中的优点是对抗心理疾病的重要调节剂，发展人性优点，也会提高人们对心理疾病的免疫力，所以人们开始关注积极心理学对于人性优点的研究。当有一天人们没有了心理困扰时，追求幸福的过程也将会倍感轻松。

作为关注幸福的一门科学，积极心理学是如此重要，那么它究竟包括哪些内容呢？

马丁·塞利格曼教授在《真实的幸福》一书中提出了"幸

福1.0"理论，即幸福＝积极情绪＋投入＋意义。

在这个理论中，衡量幸福的黄金标准是生活满意度，我们先来看一看生活满意度量表（Satisfaction With Life Scale）。

请细阅下列五项，并根据你对各事项的同意程度，在右侧圈上适当的数字进行打分。请以开明和诚实的态度作答。

生活满意度量表（SWLS）

（单位：分）

生活满意度	非常不同意	不同意	少许不同意	中立	少许同意	同意	非常同意
我的生活大致符合我的理想	1	2	3	4	5	6	7
我的生活状况非常圆满	1	2	3	4	5	6	7
我满意自己的生活	1	2	3	4	5	6	7
直到现在为止，我都能够得到我在生活上希望拥有的重要东西	1	2	3	4	5	6	7
如果我能重新活过，差不多没有东西我想改变	1	2	3	4	5	6	7

用1分（非常不满意）到7分（非常满意）对生活状况打分。这使分数很大部分取决于回答者回答问题时的心情状态，而缺少了对生活意义的反思。

所以，只用生活满意度来衡量人们是否幸福并不准确。之后马丁·塞利格曼教授在出版的《持续的幸福》一书中提出了"幸福2.0"理论。[5]

幸福=积极情绪+投入+人际关系+意义+成就。

在"幸福1.0"理论中，幸福一词翻译为"happiness"，而在"幸福2.0"理论中，幸福一词便成了"well-being"。

从"幸福1.0"到"幸福2.0"的进化，happiness 变成了well-being，从关注人的快乐感，到关心一个人整个人生的蓬勃发展的幸福，在整个价值观念上有一个很大的进步。"幸福2.0"理论下，衡量幸福的标准是人生是否得到蓬勃发展，而积极心理学目标就是实现一个人人生的昂扬发展，这与心理学家马斯洛提出的自我实现需求更加契合。

而将"幸福2.0"理论引入旅行领域，会引起什么样的化学反应，这也是本书将要讨论的主题。

"幸福2.0"理论也被称为 PERMA 理论模型，在 PERMA 模型中，5个字母分别代表了幸福人生的5个元素，是5个元素的英文首字母缩写：

P=积极情绪（Positive Emotion）

E=投入（Engagement）

R=人际关系（Relationship）

M=意义（Meaning）

A=成就（Accomplishment）

在这5个元素中，每个元素都有准确的定义，可以精确地测量，而且每个元素都可以通过学习来增强，每个元素与其他元素也存在着联系，比如工作中我们可以因为成就的获得而出现更多的积极情绪（P），之后会在工作中出现更多的投入（E），投入又产出了成就（A），以此进入工作的良性循环，实现蓬勃发展（Well-being）。

P：积极情绪（Positive Emotion），指人体验到的积极情绪和经历，比如愉悦、温暖、平静、舒适等情绪感受。

E：投入（Engagement），是一种沉浸状态，即与由积极心理学家米哈里·契克森米哈赖提出的"心流"（Flow）概念相似，指人可以完全沉浸在一项吸引人的活动中，而感觉不到时间的流逝，甚至感觉不到自我意识，仿佛在心流之中达到了某种天人合一之感。比如你在与一个旗鼓相当的对手下棋，不知不觉中一个小时就过去了，因为你动用大量的认知资源和情感资源在这件事上，无法思考和感觉别的事情，这就是心无旁骛的沉浸状态，即心流。

R：人际关系（Relationship），人类存在于社会关系中，我们与周围人的关系决定了我们大部分时间是否处于愉悦的状态。亲密关系对于人生幸福是不可或缺的部分。塞利格曼教授曾对美国大学生的幸福感进行了研究，结果发现10%的大学生处于最幸福的状态，这些大学生都一致地具有较好的社会关系。

M：意义（Meaning），指致力于某样超越自我的东西，意义感的获得并不是很容易，往往需要从历史、逻辑、宇宙观、世界观等角度出发，通过客观分析而得到。

A：成就（Accomplishment），这也是塞利格曼加入"幸福

2.0"理论中的新元素，它包括成绩、成功、成就，尽己所能地实现自我。这跟我们每个人的职业发展也直接相关，在社会生产劳动中，将自己的工作做得出色，为他人提供更好的产品和服务，同样也实现了自我价值。而成就感的大小，具有相对性，因人而异。

正如理查·莱亚德所言："如果人们希望获得幸福，我们就必须知道产生幸福以及培养幸福的条件是什么。"

如果我们希望旅行可以给我们带来幸福，我们就需要知道旅行中的什么使我们幸福。

如果我们希望旅行可以疗愈自我，我们就需要知道旅行中的疗愈因子有哪些。

下面我们通过 PERMA 模型对旅行者的体验进行分析和解释，会发现旅行在多个方面使人发生着改变。[7]

旅游行为对旅游个体的好处：积极心理学视角

PERMA 模型	旅游的益处	示例
P（积极情绪）	提升愉悦指数	东南亚旅游的 SPA 体验，使人放松心情，愉悦宁静，随着旅游经历丰富，感到生活愉悦
E（投入）	畅爽体验，能力提升	旅游提升人们的环境适应力、学习力、交流力，在非洲旅行之后，人们变得自信、乐观，而且学者游学后，职业能力有所提升；全身心地投入义工活动中，旅游过程有挑战项目时会有畅爽体验产生

PERMA 模型	旅游的益处	示例
R（人际关系）	培养积极的人际关系	对他人的关注有助于个人成长，增强与旅行场景中其他参与者交流沟通的能力
M（意义）	促进个人转型	旅行后世界观、价值观改变，个人能更好地应对挑战，义工旅行更是影响了世界观和日后行为
A（成就）	改善个人健康，提升生活质量	旅行活动有利于身心健康，义工旅行完成志愿者任务后，精力充沛、身体素质有好转；老年人的旅游活动有效提升了生活满意度，改善了睡眠质量

来源：吴茂英等人的文章《积极心理学在旅游学的应用》

旅行的幸福，包含着旅行过程中的幸福、旅行之后的幸福感悟，以及旅行者对于旅行生活的体验评价和感悟。当旅行后的自我认知、情感状态、人际互动等都呈现积极向上的心理改变时，才说明旅行带来强烈的幸福感。

所以，人们因旅行而获得了幸福的体验。

3 旅行，是一种心理疗愈的干预方式

旅行，是一种特殊的生活，是一种异于日常生活状态的"日常生活"，也是一种追求幸福的生活方式、一种疗愈自我的生活方式。

当面对的心理压力过大或者情感出现危机，而产生了心情低落或烦躁易怒等情绪问题时，有些人可能会选择自我调节，有些人则可能走进心理咨询室寻求帮助。虽然在心理学层面上存在着各种流派的心理治疗方法可以帮助到来访者，但医生也有可能仅仅建议来访者找一些喜欢的地方去旅行。

然而关于旅行的疗法却少有实证研究或者可操作性强的治疗步骤，而且由于每个人的问题不同，个人性格特质不同，所选择的旅行地点和方式也会不同，最后得到的效果也自然不同。

旅行也许会成为一种私人定制式的疗愈方法，重要的是根据不同的人以及不同的心理困扰，采用一些已经得到验证的、有效的旅行心理干预技术，也许可以真正地帮助他们疗愈，帮助他们走向自己的幸福生活。

一方面，我会以自己曾经的旅行为试验，使用"幸福2.0"理论中的PERMA模型对曾经的旅行进行探索，通过描述"绵羊先生"的旅行故事，来讨论旅行疗愈心理学中PERMA模型的感受和可操作性（绵羊先生代指本书作者——一名致力于旅行疗愈的心理医生）；另一方面，作为心理医生，作者会与存在不同心理问题的来访者共同探讨一些可以在旅行中使用的心理技术，其中内容可能会涉及认知行为疗法（Cognitive Behavior Therapy，CBT）、正念认知疗法（Mindfulness-Based Cognitive Therapy，MBCT）、积极认知行为疗法（Active Cognition-Behavior

Therapy，ACBT）以及眼动脱敏再加工技术（Eye Movement Desensitization and Reprocessing，EMDR）等心理疗法，希望以此帮助旅行中的人疗愈。

在心理学中，人们一直倡导科学循证治疗方式，心理治疗师希望在临床工作中使用那些通过科学研究且在统计学范围内被证明有效的治疗方法，而旅行疗愈之术，也是作者对于旅行作为心理干预技术的探索。

同时也有越来越多的研究发现，人们在旅行过程中，通过对自然景观的欣赏，体会与自然融为一体的感觉，在很大程度上消解了社会心理压力，而对人文类文化景观的欣赏学习，也使人们提高了文化层次和精神境界，等人们再回到原来的生活之后，就可以用更积极的状态来面对生活。

澳大利亚学者曾以维多利亚州的埃塞俄比亚移民社区作为研究对象，探讨了假期对抑郁的影响问题，认为假日能够使居民有时间拜访亲朋好友。研究显示，假日旅行明显降低了居民的抑郁水平，增强了人们的生活幸福感。[8]

我国也有学者通过对旅行社出游旅客在出游前进行汉密尔顿抑郁量表（HAMD）及汉密尔顿焦虑量表（HAMA）测评，在旅行结束后一个月再次对游客进行电话随访、HAMD及HAMA测评，最后经过统计学分析发现，旅游结束后，无论是选择自然景观还是选择人文景观进行浏览的游客，他们的焦虑水平都比出游前有着显著的下降。[9]

无论是研究发现，还是我们每个人曾经美好的旅行经验，都在揭示一种可能：旅行，或许是自我疗愈的一种选择。

那么，是什么原因使旅行具备了如此神奇的疗愈力量呢？

科学家们仍然在研究这个问题，以期给我们一个满意的答案。

于是我猜想，或许当人站在纯粹的大自然面前时，可以更容易靠近生命与世界的本源，可以放下原本的执拗，放下得失。心绪如高山薄雾下的金色光辉，从容地见识四季更替，我们那些琐碎的见闻常识和看似宏大的体悟，较之远方高山而渺小如微尘，那时的自省也许便是自我的成长。

4 绵羊先生与兔子小姐的旅行故事

那一年，绵羊先生刚刚毕业，便与相恋多年的兔子小姐开启了一场探索伴侣幸福感的异国旅行。

绵羊先生与兔子小姐的旅行目的地是被人们称为贫穷但幸福的国度——尼泊尔。

兔子小姐在踏上飞机之前便已做好了自由行的攻略，而绵羊先生所能做的最多的便是了解尼泊尔当地的文化，这是他感兴趣的事情，兔子小姐则对哪家酒店的性价比高更感兴趣，两个人的相伴旅行因此和谐互补。

飞行途中会经过喜马拉雅山麓，从踏上旅途的那一刻，两个人都能从对方脸上察觉到那难以抑制的欢愉，而当落日余晖从喜马拉雅山脉直射过来，透过飞机的格子窗映到两人眼前时，绵羊先生感到了幸福。

　　这正是旅行疗愈心理学中PERMA模型中的第一个元素——积极情绪（Positive Emotion）的体现，而这种情绪也多次出现在旅途当中。当然，在日常生活中我们也会有意识或无意识、主动或被动地出现积极情绪，积极的情绪包含愉悦、平静、感恩、自尊、乐趣、鼓舞人心、敬畏和爱等[6]，这些情绪我们都曾经体验过，只是我们那时沉浸其中未曾留意，而在旅行中我们可以尝试以"察觉"的方式，留意产生积极情绪的场景，也许这些场景将会成为我们旅行经历中的绚丽回忆。

　　绵羊先生和兔子小姐到达了加德满都的福家宾馆，老板娘是中国人，她的丈夫是尼泊尔人。老板娘待人热情，帮助绵羊先生找到第二天出游的中文导游——阿龙先生。阿龙先生是一个脸上时刻带着微笑的尼泊尔人，曾经到过北京学习中文，中文讲得也很不错。恋爱旅行的第一站是斯瓦扬布纳特佛塔，当绵羊先生身着西装，脚

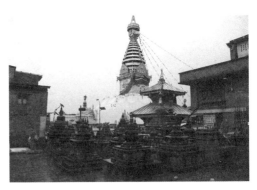

阴雨天的猴庙

蹬皮鞋，扶着一身白色短尾婚纱的兔子小姐走近时，这样一对黄皮肤面孔的中国情侣吸引了许多尼泊尔人和外国游客好奇的目光，他们不时说着"Congratulation"（祝贺），或者一些听不懂的尼泊尔语，阿龙先生翻译说是"新婚快乐"的意思。

爱情是全世界的主题，爱情的美好也是全世界、全人类共同的盼望，在这一段异地旅行的过程中，绵羊先生和兔子小姐接收到了来自全世界不同种族、不同国籍者的祝福，那一刻他们嘴角上扬，满心欢喜，满心感动。

旅行当中不可能每件事都如旅行攻略中所写的那般顺利，不可能事事符合预期，旅行中无处不在的意外，会令两个人团结在一起，相互支撑面对一切。如果当时因为下雨，绵羊先生和兔子小姐选择躲在宾馆，或许就没有了雨中被祝福的经历。

我们与他人之间存在着各种各样的关系，我们与家人、爱人、朋友和陌生人之间也存在着或密或疏的联系，在与人互动的关系中相互分享、相互反馈，在和谐的关系中我们会感到愉悦。在PERMA模型中，积极的关系（Relationship）是实现幸福的又一大元素。

积极的关系是我们建立安全感的源泉。了解当我们需要帮助时，有谁可求助；了解当我们被祝福时，他人是否感觉到快乐；了解当我们友善地对待他人时，是否令自己感到快乐。所以，建立积极的关系也会是我们每一个人的终身议题，旅行时，我们也会有机会重新审视人与人之间的关系。

旅行的意义——体验痛苦后的成长

绵羊先生和兔子小姐来到了巴克塔普尔。

碰巧的是，到达广场的那一天刚好赶上尼泊尔的新年，街上的尼泊尔人欢快地推着巨大的木制战车，上面绘制着彩色佛像，击鼓声和欢乐声传遍大街。绵羊先生与兔子小姐两个人也随着队伍走了一小段距离，感受着他们的新年喜悦，在融入异地文化的同时，绵羊先生的头脑中也在快速地思考着。

其实，在2015年的大地震中，巴德岗杜巴广场的大部分神庙遭遇了不同程度的损坏，甚至有些神庙完全塌掉了，旅行时入目所见只遗留下神庙的底座。阿龙先生告诉绵羊先生，他们也曾想要修复神庙，只是修复起来难度太大，最重要的是没钱，对于尼泊尔这样的以旅游业为支柱产业的国家来说，显然力有不逮，然后他指着身旁用钢丝和木架支撑的神庙说道："这就是维修现状。"

虽然在广场上到处可见损坏和正在维修的神庙，但那里的人们依旧在这样的环境下欢度新年。

在地震创伤的复原中，信仰会起到重要的作用。在绵羊先生面对的病人中，有些人在经历巨大的意外创伤后，如地震、海啸等灾害，之后几年内可能会出现创伤后应激障碍（PTSD）这样的心理疾病，而这类人往往需要的就是找到复原的力量。也许在尼泊尔人的心中，信仰对他们具有心理疗愈的功能。

信仰对于尼泊尔人来说就是生命的意义所在，但是对于我们这些旅人来说可能并不一定是我们想要追求的意义，不过这次旅行让我们有机会看到不一样的人在追求着什么，也许某种生命的意义在等待着我们前去探索。

在PERMA模型中，意义（Meaning）指人们获得的某样超越自己的东西，比如绵羊先生在这次旅行中所体验到的——对于尼泊尔人来说，信仰即生活。

大多数人都希望通过有意义的工作、有意义的生活，过一场有意义的一生。

在PERMA模型中，我们所要探讨的意义（Meaning），是有明确目标的，目的是为实现人类的蓬勃发展服务。

当我们身处意义（Meaning）中时，会感觉不到痛苦，会沉浸其中，若是我们觉得生活没有意义，我们的思绪会停留在过去，那样我们便看不到未来的希望。

我们看到，意义超越生活时，尼泊尔人便心怀希望，他们受伤的躯体和心灵得到了抚慰。

在人们体验他人意义实现的过程中，旅行的意义浮出水面。

绵羊先生选择乘坐大巴从加德满都至博卡拉（尼泊尔的第二大城市），因为听说博卡拉具有湖光山色的美景，在那里还有机会见到金色的珠穆朗玛峰。

车在路上走了9个小时，这条道路也没有像中国的道路一样平坦，对作为重度晕车患者的绵羊先生来说，这9个小时的颠簸绝对是他人生中度过的最长时间的汽车旅程。不要妄想在汽车上玩手机，因为当汽车在行驶时，手机根本拿不稳，一路上坑坑洼洼，道路似乎在考验人类的忍耐性，绵羊先生的胃液都要倒出来了。

旅途中，交通问题极容易成为降低旅行整体满意度的因素，交通过程中的劳累会消耗我们的体力和心理能量，然而我们通过克服困难而获得的旅行美景、美食的奖励又会令我们倍加珍惜这段旅程。

因为经过了辛苦的我们仿佛比之前多了一点东西，正是这一点东西，令我们更加有韧性，而这韧性来源于自我的心理适应*。

心理学知识小卡片

★ 心理适应

在心理学层面，心理适应是一种个体在时间维度上的纵向自我比较，是指我们在遭受了挫折、失败、痛苦之后，借助自我的心理防御机制来恢复自我平衡，成就自我的调节过程。有研究表明，当人们感知到自己有能力来应付潜在的应激创伤事件时，人们的心理韧性更强，心理健康水平更高。[10]

之后的9个小时中，令绵羊先生感到幸福的是，在中午时刻到达途中吃午餐的地方，一座坐落于群山当中的旅店，纯粹的尼泊尔风格，然而在那里，绵羊先生却吃到了最正宗、最难忘的尼泊尔餐，一种配有咖喱土豆、鸡块和小颗的青柠檬的简餐。

也不知是午餐供应的能量充足，还是身体适应了汽车的颠簸，绵羊先生最终比较顺利地度过了接下来的几个小时，巴士也在夕阳下缓慢地驶进了风景宜人的博卡拉，入目所见的平静湖水舒缓着旅行者疲劳的神经。艰辛的路途，令绵羊先生感叹人体适应能力的强大，完成了未曾经历的挑战，也对自己更加自信，PERMA模型中旅行的意义感也更加清晰起来。对于这段旅程，旅行的意义就是让自己更能适应环境。

事后，兔子小姐问道："返程是否继续选择坐大巴回到加德满都？"绵羊先生的回答是："既然我们能坐车来到这里，那么我们也能坐车回去。"

心理惯性比躯体惯性更加难以改变，我们都知道待在自己的安全圈里面是舒适的、安全的，我们不敢打破习惯，害怕不安全，于是对于那些我们不喜欢的事物完全会置之不理，然而这并非一个很好的习惯，而旅行给了我们一个机会，一个打破常规惯性的机会。

也许，遇到困难时的心理适应和突破舒适的心理惯性，就是旅行的意义（Meaning）所在。

在人生中保留一点反惯性的心态，会使人的思维更加开阔，人生也会更加有趣，说不定会收获美食和旅行幸福感。

旅途虽然劳累，但在亲身体验之后，我们会发现痛苦对于一个人的心理成长往往是有意义的，关键在于我们用什么样的视角看待。

心流体验是旅途中最美妙的体验

绵羊先生和兔子小姐有一个冒险计划，就是在博卡拉的费瓦湖上空跳滑翔伞。

在汽车开往滑翔伞项目起点的山顶的路途中，绵羊先生的双腿是颤抖的。跳滑翔伞，对于两人来说是一项旅行挑战。

一切准备妥当，前方的降落点是费瓦湖，绵羊先生坐在教练前面的肚兜袋里，教练说"等风来"，居然用的是中文，于是开始助跑、起跳，绵羊先生瞬间体会到了失重的感觉。

"Don't be afraid（别害怕）"，教练大声地喊，滑翔伞开始在他的操纵下呈螺旋式上升，绵羊先生感受到自己被抛向了天空，忽上忽下。教练的肚兜袋对于绵羊先生来说，就好像妈妈的怀抱一样，任凭耳边风浪吹过，但是那种可以俯瞰整个天空之下的感受却令绵羊先生忘记了恐惧，下方的费瓦湖像不规则的蓝色水盆，静静地躺在那里，接纳着每一个从天空而来的人。

旅行之后，每当绵羊先生回想起那次天空之行时，都会心情激动。

绵羊先生将这段滑翔的心理状态称为"心流状态"，这正是PERMA模型中的投入（Engagement）的元素，也称为"心流"[★]。

> ### 心理学知识小卡片
> ★ 心流
>
> 心流，即一个人完全沉浸在某种活动当中，无视其他事物存在的状态，而这种体验本身会带来莫大的喜悦，使人愿意付出巨大的精神能量。

人类的最优体验，也被称为心流体验，大多数会出现在一连串有目标、遵循某项规则的挑战之中——这些活动需要我们投入精神力量，在适当的技巧下完成。[11]就像爬山的经历一样，只要朝着目标，控制着我们的力量去做，就一定会有所成长，而绵羊先生这次的目标就是翱翔天空。

滑翔的过程，对绵羊先生来说既刺激又专注，他好像忘记了时间的流逝，忘记了自身的存在，降落到湖边的那一刻，他产生了巨大的成就感和愉悦感，他完成了旅行挑战。

心流过程是我们大脑在外在刺激下产生了多巴胺和内啡肽等神经递质的过程，这个过程给我们带来了愉悦的感觉，而这些"快乐激素"使我们产生了旅行的最优体验。

许多人认为最美好的时光是完全放松的悠闲时光和无忧无

虑的时刻，虽然这些时刻也很好，但并不是最愉悦的。最愉悦的时刻是一个人为了某项艰巨的任务，辛苦地付出，将自己的体能和智力发挥到极致的时候，比如：对于一个羽毛球运动员来说，是打出最后一个决胜球的时刻；对于一个歌手来说，是唱完最后一个音符的时刻；而对于写作者来说，是写文章才思枯竭之时却又灵光乍现的那一刻。

旅途中吵架对亲密关系的破坏

在尼泊尔的旅行当中，绵羊先生和兔子小姐发生了一次吵架：跳完滑翔伞后，已经到了中午时分，绵羊先生心心念念的是，尝试一下前一晚看到的意大利大餐，因为餐馆装修得很浪漫，而兔子小姐则想照顾自己的中国胃，继续去中餐馆吃饭。

绵羊先生说道："回国以后你可以天天吃到中国菜，可是在外面品尝到意大利大餐就只有这一次哦。"

兔子小姐有些动心，最后他们去吃了意大利餐，但是意大利餐不尽如人意，牛肉汉堡太油腻，意大利面也生硬无味。

"早知道这样，我们就应该去吃中餐了。"绵羊先生嘟囔道。

"我早就说了，你却不听我的建议。"兔子小姐有些不满的情绪。

就这样一小会儿，两个人对继续进餐都有些意兴阑珊，在孩子气般的口角后面，两个人都觉察到了那一丝不和谐——对彼此的独立性的不满意。

结完账，回到酒店，即使凉爽的空调冷气也无法冷却两个人烦躁的心，落地窗外依旧是费瓦湖安静的湖水，四周被郁郁葱葱的树林所包围。但是，如此美景，却让人全无快乐的感觉。

几分钟之前的争论，使绵羊先生的视角无法集中在外面的美景中，异国之旅的美妙似乎也与之无关，全部注意力放在了"我怎么会被如此地无礼对待"上。

终于绵羊先生和兔子小姐之间爆发了激烈的争吵，空气中掺杂着眼泪、防晒霜和无奈的味道，他们被一层不开心的雾霾围绕。

正如阿兰·德波顿在《旅行的艺术》中所言："人类情绪受制于一种僵硬和不宽容的逻辑，若我们想象眼前的美景可以带给我们快乐，而忽略这种逻辑，我们就错了……我们从中获取幸福的关键似乎取决于这样一个事实，那就是我们必须首先满足自己情感或心理上的一些更为重要的需求，诸如对理解、爱、宣泄和尊重的需求。"[12]

坏情绪的力量会摧毁整个美景所带来的积极感受，人类的文明中，美好的关系（Relationship）元素就在遭遇了一次争吵之后荡然无存，最后，所有的逻辑绕到了人类的基本情感需求上面。

在沟通中，最为重要的是，双方要提出各自的需求，比如对餐食的选择，商量出满足两个人需求的方案，所以具体选择吃什么反而不再那么重要。这个过程重要的是伴侣双方为了解决同一个问题而共同做出的思考，这是绵羊先生和兔子小姐情绪智力[*]成长的过程。

> ## 心理学知识小卡片
> ★ 情绪智力
>
> 情绪智力，又被称为情商，是由心理学家丹尼尔·戈尔曼提出的，指情绪管理的能力，其中包括五个方面的能力：
>
> （1）了解自身的情绪；
>
> （2）管理自身的情绪；
>
> （3）自我激励；
>
> （4）识别他人的情绪；
>
> （5）妥善处理人际关系。

当两个人觉察到自身及对方情绪的变化后，要么被情绪吞没，旅行生活失控，要么接纳情绪，积极地讨论彼此的感受，找到情绪产生的根源，这样伴侣之间的关系才会在旅行中发生变化。

爱情也许意味着妥协，意味着你要与另外一个独立的个体建立共同的心流体验，彼此需要重新调整角色身份，两个人开始以"伴侣"的组合出现在大众面前，于是彼此需要接受这样天然的限制：时间上要相互搭配，计划上要适应彼此，甚至连约一顿饭这样简单的事情都必须在地点和口味上妥协一致。两个人都需要将注意力放到对方身上，满足彼此对情感的期待，形成共同的反应模型，才能适应彼此。

如果一个人喜欢旅行，而另外一个人不喜欢旅行，这样的关系维持起来就很困难，除非一方修订原有的行为模式，与另外一方达成一致，这样在维持关系的过程当中，才能找到某一种共同的心理活动来适应双方的状态。

双方拥有共同的目标时，爱情的精神力量才会更容易凸显出来，在面临挑战时才能相互扶持，在信任的氛围里互动，会使得家庭生活成为乐趣洋溢的心流活动。

旅行中的人际关系（Relationship）对于互为旅伴的人来说至关重要，在和谐的人际关系中，我们的旅行体验才会是舒服的，旅行过后的幸福感也会令人难忘。

能够觉察到旅行中人的情绪的变化，人与人之间的羁绊才会在旅行中越变越好。

心理学中，情绪存在两个层次，一种是有意识的，另一种是无意识的，而在生活中无缘由地发火多是情绪无意识反应，若是情绪被人们察觉，那么，情绪就出现在了意识层面，于是情绪就可以被管理和疏导。旅行中的PERMA模型将人际关系（Relationship）作为评估幸福感的一个元素，当以这个元素来评估旅行时，我们自然将目光聚焦在情绪上面，这就是将无意识情绪意识化的过程。

旅行成就——实现自我疗愈

哲学家康德曾言："幸福的概念是如此模糊，以至于虽然人人都想得到它，但是，却谁也不能把自己所决意追求或选择的东西说得清楚。"

闭目回想，在你曾经的旅行经历中，哪一次旅行令你直到此时此刻仍会有成就感，当你想到时，会欣喜异常。如果存在这样的旅行成就感，再请你仔细回想一下，在你的人生（工作、生活）中最大的成就感是什么？这两者之间的成就感又有什么共通之处呢？

旅行中发生的小故事，往往会触动你心底的自我成就欲望。

PERMA 模型中的最后一个实现幸福的元素——成就（Accomplishment），更像是人的一种终生追求，是实现积极向上人生的必需品，在旅行中，旅行成就感立于旅游需求层次金字塔的顶端，是关于自我实现需求的部分。

成就感，来源于我们一开始设定了目标，并通过自身的努力实现目标的过程——从我们开始设定旅行计划，到旅途中克服种种困难，最后完成每一个旅行目标，我们的内心油然产生一种对自己人生的掌控感，这是旅行最大的成就感。

任务完成的成就感，伴随有积极情绪、心流状态、意义感，但是获得成就感并不是旅行的唯一目的，就像我们在生活中需要成功，但成功不是唯一的目标。

我们要实现人生的蓬勃发展，也需要有令我们产生成就感的事情。

在旅行中，克服晕车带来的身体不适，在艰辛的爬山过程中坚持完成旅行任务，在陌生的国度与他人进行不熟悉的沟通，克服内心的恐惧滑翔于天空之上，这场旅行的经历，让绵羊先生开阔了眼界，磨砺了意志，内心变得更加强大，于是他明白了，原来旅行可以成为生命中的一项资源，这也是旅行给予的最大的成就感，即旅行可以用来疗愈身心。

有研究对PERMA模型对于心理健康的预防作用进行了分析，研究调查了3032个年龄处于25—74岁的被试者，对其当前的心理健康状态进行诊断，发现17.2%的人处于蓬勃状态，56.6%的人处于一般心理状态，12.1%的人处于低落期，14.1%的人处于抑郁状态。这项研究发现，低落的人比心理健康的人患上抑郁的可能性增加了2倍，比蓬勃发展的人高了6倍。[13]

这项研究告诉我们，通过PERMA模型实现人生的蓬勃发展，可以帮助我们预防抑郁的发生。

绵羊先生在和兔子小姐的旅行经历中，通过使用PERMA模型（幸福2.0理论）对其中的每种元素进行诠释，绵羊先生因反思这个模型受益良多。

PERMA模型中的5个元素相互独立，又相互依靠，没有一个元素可以完全独立地定义"幸福"这个概念，但是每一个元素都有助于幸福感的获得。

每一种元素在帮助人们获得幸福感的同时，帮助人们疗愈内心曾经的伤痛。在旅行中，通过使用多种心理学的治疗技术和方法，如认知行为疗法（CBT）、正念认知疗法（MBCT）、积极认知行为疗法（ACBT）以及EMDR的资源技术等方式，来改变和疗愈身心。

在一次旅行结束之际，罗列关于旅行的PERMA模型的卡片，是绵羊先生检验旅行成就感的方式，这样便可以看到旅行是否真的帮助人们实现了幸福和疗愈。

尼泊尔——PERMA旅行卡片	
P 积极情绪 POSITIVE EMOTION	做了什么事感受到了积极的情绪： 看到寺庙的平静，喜悦，与人和谐的开心
E 投入 ENGAGEMENT	完成了什么挑战： 完成滑翔伞的挑战
R 人际关系 RELATIONSHIP	旅行中发生了什么与人有关系的积极故事： 伴侣、导游阿龙先生、 热心的店家、陌生人给予了我许多祝福和帮助
M 意义 MEANING	有什么超越旅行本身的思考： 克服旅途艰辛，心理适应
A 成就 ACCOMPLISHMENT	实现了什么旅行目标： 经历痛苦、实现自我疗愈

在本书接下来的五个章节中，我将会更加详细地阐述有关PERMA模型中的这五个元素，以绵羊先生和兔子小姐的旅行故事为支点，向大家展示旅行疗愈心理学的美妙之处。

医学社会学教授阿伦·安东诺斯基曾经提出"健康本源学"的概念，即人类的整体健康聚焦于以人类健康和幸福为中心的相关因素，这一倾向也成了时代的主题——健康与幸福。

世界卫生组织（WHO）在1948年将健康定义为：健康不仅意味着疾病的消除而且体现了体格、精神和社会的健康状态。体格健康是指身体各个脏器和系统正常运作；精神健康是指人能够认识自己的潜力，能够应付生活中的压力，完成工作；社会健康是指人能够与他人和谐相处，并与社会制度和道德观念相互融合。

于是，绵羊先生在PERMA模型中加入了身体健康（Health）这一元素，以图实现观念的升级，将视角转换到以PERMA＋H为主题的"大健康"的理念。

旅行是对身体机能的恢复。

在尼泊尔旅行时，绵羊先生特意带了一整包的云南普洱熟茶，就是为了能够在遥远的异国他乡也可以喝上一杯温热醇厚的香茶，茶香弥漫了整个房间，他缓解着长途跋涉的劳累感，内心放松。

当人体处在心理和生理失衡的紧张状态时，身体就会感知到某种僵硬，于是，在辛劳之后外出旅行放松似乎成了一种必然的选择。

然而，在身体层面上，我们真的了解自己吗？

我们身体的肌肉、脂肪的比例是多少？

我们身体的血压、血脂是正常的吗？

我们的整体健康是如何评估的呢？

PERMA＋H"大健康"模式的出现，帮助我们更好地评估自己的身体和心理健康状况。

健康的身体是保证我们实现幸福状态（Well-being）的基础。毕竟，若是身体饱受疾病困扰，我们也很难在情绪上保持开心或维持幸福的状态。

在公司或单位中，几乎每年我们都会进行常规的体检，而这些体检项目代表着身体健康（Health）的基本状况。

比如我们在医院一般会测量身高、体重，以计算体质指数[*]，会测量血压、心率等指标，以及空腹血糖、血脂（包括高、低密度脂蛋白和胆固醇）、肝功能、肾功能、血常规，还会做心电图、脏器彩超、排泄物的检查（大便常规、尿液常规、阴道分泌物）等，甚至还有可能检查肿瘤标志物。

心理学知识小卡片

★ 身体质量指数

身体质量指数（BMI，Body Mass Index）是评估体重与身高比例的参考指数。它的计算公式为体重（kg）除以身高（m）

的平方（BMI=体重（kg）/身高（m）^{2}，是一项与体内脂肪总量密切相关的指标，主要反映全身性超重和肥胖。一般，指数在18—25为标准体重。

这一层层检查下来，基本上可以明确身体整体的健康水平，而你也可以通过这些指标信息来明确自己的身体健康程度。以下将介绍各种身体检查的意义。

血常规检查：检查人体血液内的各种细胞，如白细胞、红细胞、血小板等，它们担任着免疫、造血和凝血功能。

肿瘤标志物检查：癌症的筛查。

肾功能检查：人体的肾脏是血液的清洁过滤器，负责去除人体新陈代谢的废物及分泌肾上腺素等，每天通过肾脏过滤的血液达到150升，重量是一个人全身血液的30倍。

肝功能检查：肝脏是人体唯一能够再生的内脏，负责排毒，同时肝脏还可以促进糖、蛋白质的代谢，合成胆固醇，分泌消化用的胆汁。

血脂检查：血脂高可能表明脂肪在血管内形成斑块，容易堵塞血管。

空腹血糖检查：提示是否会有糖尿病的可能。

当然，如果你真的对自己体检的某些指标有疑问，一定要去你所在地的医院，具体地询问医生，具体用药也要咨询正规医院的医生。

当我们明白了自己的身体构成之后，我们会自然地选择最有利于身体健康的方式去旅行，同样，旅行也可以使我们的机能得到恢复。

旅行之于工作是轻松的，是我们在辛苦劳累之后的一种休息方式，与工作时的高应激状态相比，旅行中的我们心境会更加平和和安静，PERMA模型中的各种元素也开始出现，人们置身于山川、树木、田野当中，仿佛人的机体与自然共呼吸，这些自然的元素时刻在恢复人们的机体。

有时我们无法拥有充足的时间去探寻那些有丰富旅行资源的地方，尽管只是短途的树林徒步旅行，同样可以促进我们机体的循环恢复。

当我们换上运动装，走出房间，进入附近充满负氧离子的森林公园时，我们全身的各个系统和器官其实就已经启动了恢复功能，我们的汗液伴随着新陈代谢的加剧而挥发在森林步道当中。

我们欢快地行走着，体会着自然的美好，我们发现身体在舒爽地舒展着，旅行之后，当我们回到日常生活后精力会更加充沛，体能会再次恢复，我们的内心享受着身体健康带给我们的舒适和愉悦。

无论是何种旅行方式，徒步、登山、泛舟、游泳、滑雪还是其他户外运动，我们都会在新的运动中感受到身体能量再次充满。

旅行放松是对身体最大的犒赏。

我们每个人的成长，都像是一粒种子被播撒在田间。我们具有先天的优势：我们是一颗具有生命力和韧性的种子，从一开始就有着正性积极向上生长的力量，比如土壤中的养分和雨水的滋润，当然在成长的过程中，种子必然面临阻挠其成长的负性向下的力量，如暴雨、台风、动物的踩踏啃咬，种子在成长过程中要平衡正性能量和负性能量，一步一步地发芽、成长为幼苗并最终开花、结果……

人的一生也大致如此，我们由一颗受精卵发育而来，出生之后，从一个弱小的生命体开始了我们的生命旅程，虽然我们会面临许多挫折、打击甚至是不幸的事件，但我们依旧有正性的力量（资源和方法）来帮助我们渡过一次又一次的难关。我们会哭也会笑，会苦恼也会开心，会有身处幸福状态（Well-being）的时候，也会有不幸身处生病状态（Illness）的时候。

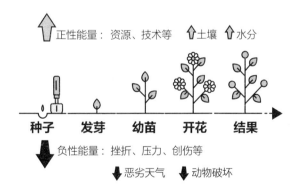

生命成长过程

正性能量：资源、技术等　土壤　水分

种子　发芽　幼苗　开花　结果

负性能量：挫折、压力、创伤等

恶劣天气　动物破坏

当然，青年时代不断累积的压力，说不定会让我们一直处于亚健康的状态（Sub-health），比如肥胖、焦虑、神经衰弱、失眠等。

那么，此时此刻的你，或许需要好好审视、评估一下自己的人生，问一问自己，这样的人生是你想要的吗？

无论你现在是二十多岁的青年，还是已经步入花甲的老者，你都有机会画一幅属于你自己的人生线路图，这个画图分为三步。

第一步：写自传。就像编年体自传一样，要从此时此刻的当下，向过去回溯，罗列出对你来说一生中比较重要的一些事件，与历史人物的传记不同的是，无论是好事还是坏事都需要罗列出来。有时，这个步骤可能需要花些时间，不过不要紧，我们可以先罗列出框架，后面再慢慢地补充。

第二步：我们可以使用尺子量化法来寻找事件，不同的年龄阶段有不同的时间间隔。按照自己的年龄选取应使用的量化尺，并在上面把自传中的事件标注在上面。

如果你今年是29岁，你就需要用下面符合你年龄的量化尺，去记录你6岁以前发生的事情，并在之后的每一个间隔中记录自己发生了什么事情，直到29岁，比如：

6岁时，你的母亲很关心你。

8岁时，你生了大病。

10岁时，你被父亲打。

13岁时，你的成绩很好。

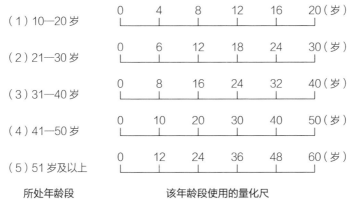

| 所处年龄段 | 该年龄段使用的量化尺 |

年龄尺子量化图

17岁时，你的考试压力很大。

18岁时，你考上了大学，读了自己想读的专业。

19岁时，你失恋了。

20岁时，你获得了很多证书。

23岁时，你第一次做手术。

24岁时，你考研失利。

25岁时，你经历了一次创伤。

27岁时，你第一次出国旅行。

在描述一个又一个的事件时，尽量使用我们在小学时代讲述故事的方式，将时间、地点、人物、发生了什么事这四个要素浓缩成一句话。

第三步：画坐标轴和坐标点。在回忆完过去人生的大事件之后，我们便可以开始画我们自己的人生线路图，以时间轴为横轴，箭头指向将来，以出生时间点为原点，以正、负性的能量为纵坐标，正性能量的箭头方向向上，负性能量的箭头方向向下，以幸福状态（Well-being）、亚健康状态（Sub-health）、疾病状态（Illness）将整个图分成三个区域，以不同时间点发生的事件为坐标点，将事件以坐标点的形式按内容性质分别放在三个不同的区域，最后用铅笔将所有的点连接起来。

通过三步我们画出了一幅人生线路图，但这个图中只包含这个人的前半生的概况，在图中，我们可以看到人的状态若潮水，忽涨忽落。我们在负性能量肆虐下有着不愉快的状态，但也有着正性的能量帮助我们再次回到幸福的状态，而这部分正性的能量就是我们需要总结和学习的力量。

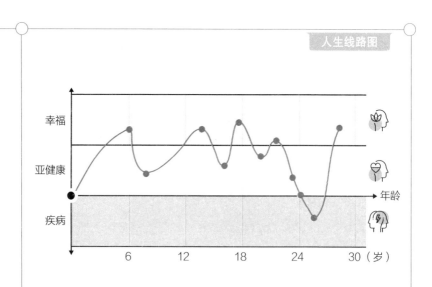

人生线路图

正如前面所言，当你想起新的事件之后，仍然可以用橡皮擦掉曲线，加入新的坐标点之后，重新连接起来。

你知道吗？你擦掉重画的这个过程，就是在重新建构你的人生的时刻。

那么，你或许可以想一想，曾经有没有哪一次旅行让你感悟到世间美好？有没有什么旅行的地点让你梦里回眸？有没有旅行中的人或事让你感到安全放松？比如在尼泊尔的旅行中，绵羊先生在滑翔时获得了心流体验，而这些都可以加入人生线路图中。

在旅行中，我们开始用线路图的方式思考着前半生，总结我们的人生故事，也定义着我们自己。

第二章

培育旅行中的积极情绪

（Positive Emotion）

在旅行中，积极情绪是自然出现的，是旅行中的环境改变了人的情绪。我们不自觉地将旅行经历变成疗愈我们心伤的资源，因为我们的心智模型才是我们认识世界的眼睛。绵羊先生在旅行时自己与自己开启了一场苏格拉底式辩论，发现了这种方法可以让人的认知发生改变，进而将消极情绪转化为积极情绪。这对于每一个旅行中的人来说都是一次修行，我们可以通过创建旅行记忆锚点和正念的方式重新开启我们的旅行，当我们将旅行变成心理资源后，我们便开启了自我疗愈之旅。

1 人类具有的积极力量——积极情绪

若干年前，当绵羊先生还是一名医学生时，住在医学院的一栋红色的危楼里，楼道里面到处是暴露在外的电线，像一团团待切除的肿瘤，然而就算是这栋楼里学习最好的学生，也没办法将其切除。男生寝室在本就脏乱差的环境里自然而然地更加难以保证整洁。

那个环境里脏衣服、脏球鞋、破袜子混成一堆，书桌上也杂乱无章，原本绵羊先生打算就这样生活到毕业离开。

那段时间，绵羊先生的生活似乎非常不顺，整个人处于易怒的亚健康状态。

直到有一天，绵羊先生去了隔壁松鼠先生的寝室，他房间地面的清洁度远超自己寝室。因为一直以来都是松鼠先生默默地在打扫，甚至在寝室阳台地砖与墙面之间的夹缝间有一棵小草，可能是一粒种子误入其中，生了根发了芽。

绵羊问松鼠："这棵小草不拔掉吗？"

松鼠说："小草多有生命力啊，就像人要有精气神，要活得积极一些才有人样。"

那天下午，绵羊先生就整理了一遍自己凌乱的书桌，把桌上的东西分门别类，放到不同的区域，整个人也跟着清爽了许多，甚至到后面会买来茶具和小花瓶，会不时地将从楼下摘到的桃花插在花瓶中，人也似乎变得开心起来。

有人说："如果你经常身处垃圾之中，也许你会认为自己也是垃圾。"

因为干净整洁的空间会令人的精神放松下来，提升人的积极情绪，伴随着积极情绪的积极认知，也会帮助人们更有效率、更有创造力地解决问题。[14]

在积极心理学中，研究的主要内容是三个方面：（1）积极的个人特质，比如个性；（2）积极的组织机构，比如家庭；（3）积极的主观体验，比如幸福感和愉悦。

所以我们知道，积极心理学的研究对象之一便是积极的情感体验，如令人开心的幸福情绪、感激之情、爱等。越来越多的研究表明，人类在适应环境的过程中，发展出一套重要的心理机制——人类不是被动地适应自然，而是会努力地、主动地去将自己变得与周围环境更加和谐，这一机制说明人类本身具有的积极力量——积极情绪*。

心理学知识小卡片

★ 积极情绪

　　积极情绪，是指给人带来愉悦的积极体验，对人类的进化是有意义的。而在心理治疗方法中就有一种将积极情绪引入的治疗方法——积极认知行为疗法（Active Cognition Behavior，ACBT），是指培养人在心理生活中的积极方面，帮助来访者改变以往的错误认知，建立积极的认知，培育积极的情绪，完善积极的行为。[15]

若是我们有机会见识了"积极情绪"的力量，我们也会尝试改变自己的态度，尝试创造更有利于生长的环境。

就像那棵成长在夹缝中的小草一样，即使那么弱小，但源于种子内在的生命力，帮助它倔强地生长。

人在生活中遭遇失意时，随着情绪变化，或多或少会有心理变化，有些人或许有应对策略或应对资源，可以慢慢恢复过来，而有些人则会不知所措。

相信有许多人都曾经经历过失恋，被心爱之人抛弃的苦涩味道，或许只有亲身体验者才能懂。虽然恋爱本就是你情我愿之事，但爱恨纠缠又是谁也说不清楚的事，只是徒留失恋者到处寻觅疗伤之法。

有些人借酒消愁，有些人抱头痛哭，而有些人则选择旅行疗愈，当然旅行并不一定能治好你的情伤，但了解旅行疗愈的元素之后，旅行却可以成为你的一项积极资源。

积极情绪（Positive Emotion）可以有效地缓解失恋的痛苦，减少失恋的困扰，而当我们在外面游玩时，兴奋、愉悦足以令人暂时忘却原本反反复复回想的身影。

旅行可以缓解失恋痛苦的原因有二。其一是当人进入一个陌生环境之后，人的大脑会自动从既往的伤心事件中切换到快速应激模式以适应新的环境，你的注意力、专注力等认知资源要被另一个系统占有，原有失恋的那种痛苦沉浸感就会明显地减少。

其二是旅行当中的景色、人文、美食会直接地提升你的积极情绪。而积极情绪存在"拓展—建构理论"，即个人体验到的相对零散的积极情绪，如高兴、愉悦、自尊感等，会在某一时刻增强其思想和行为的能力：在思维上，以指导和帮助个人资源的建构，这种积极的情绪资源同样有利于消除因失恋而导致的低自尊的消极情绪；在躯体上，积极情绪会激活人体的副交感神经系统，以减缓心率和降低血压，使我们安静下来。[15]

积极认知行为疗法认为，当一个人由关注负性的情绪体验转向积极主动地自我探索以应对困境时，是需要一个实在的行动或行为来支持自己做出改变的。[16]

失恋之后前去旅行就是一种积极主动的自我探索过程，在这其中PERMA模型可以帮助我们培养积极的情绪。因为我们在旅行中会感受新的自然环境所带来的积极体验与积极情绪，仿佛有声音在告诉我们：在这里我们便会获得平静，困扰我们的消极情绪也会慢慢消散。

2) 在心理医生眼中，旅行是为了什么？

一直以来，绵羊先生对自己的职业定位都是一个非典型的心理医生，除了要做好一名精神科医生的本职工作（如诊疗重性精神疾病）以外，他更希望可以将精神医学和心理学等科学知识传递给其他有需要的人士，以求在生活实践中探索更多的有效、有趣的疗愈方式来满足人们多样化的疗愈需求，使人们可以通过自己的体验、学习来解决自己的问题，实现自己的幸福生活，以在旅行学习圈中达到积极循环。

旅行疗愈之法便是为了实现旅行幸福的方法，我们会发现，在我们日常的柴米油盐之外，竟还有一种奇特的生活方式，那便是旅行生活。

随着物流快递行业的发展，旅行中的纪念品几乎在网上都可以买到。但是，旅行的体验感是花钱所买不到的，只有当你的脚真实地踏上那片土地的时候，你才会切身感受到旅行的奥秘。只有进入旅行的真实场景，你的心理过程才会泛起涟漪。

人类的心理过程包括认知过程、情绪过程和意志过程。随着我们开始旅行，我们的认知开始出现变化，我们认识的世界不再是原来的那个世界了，我们感受到的风景似乎也不一样了。

那么为什么旅行会使我们改变呢？

首先，我们需要知道，我们是通过什么东西来认识世界的。

有人说，是通过眼睛来认识世界的，因为我们观察得到世界；

有人说，是通过耳朵来认识世界的，因为我们听得到世界；

其实，是通过认知来认识世界的，我们通过建构自我的认知来认识世界。

认知，是人类通往外在世界和内在心理的一个桥梁，连接内外部世界，连接自我与环境。

在生物心理学上，我们称认知为大脑在实践基础上对客观事物的能动性的反映。[17]

我们的大脑中有着160亿个神经元，神经元之间的连接更是不计其数，它们之间协调高速地运转，产生我们的自主意识和认知，使我们即使身处复杂的世界中也可以游刃有余。

我们通过学习外界知识，不断地建构我们内在的心智模型，就好像是在自己的大脑中建房子一样——打起地基，添砖加瓦，检查房子的结构是否稳固，心智模型建构完成便可以帮助我们认知和思考这个世界。

于是，当你真的要在山里面建造一个房屋时，你的内心将会调动心智模型来帮助你，让你没有那么紧张与烦躁。当然造房子不可能如此简单，你在实际操作时可能会面临着水平线不平、地基不牢等问题。然后你通过学习更多的建筑学知识，建立更完善的认知结构，来帮助自己一点一点地完善整个房屋。完成之后，你的心智模型也更加完善，下次造房子的时候你将会更加轻松。

这就是认知的建构，在长期的模仿学习之后，我们的大脑中会形成一整套的规则和流程，然后我们以此来探索世界。

心理学家卡尔·荣格曾说："我们看待事物的方式决定着一切，而不是事物本身如何。"

为此，心理学家埃贡·布伦斯瑞克提出了认知的"透镜模型"，即在我们和真实世界之间，并不是完全连通的，在中间隔着一面透镜，我们通过透镜看世界，世界也透过透镜来给我们反馈，当然这中间存在着折射和变形，这就是透镜模型。也就是说，我们认知这个世界，做出思考、分析和判断，依据的并不是这个世界真实的样子，而是称为透镜模型的认知系统。[18]

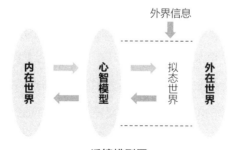

透镜模型图

现实生活中，在透镜与外在世界之间存在着一个拟态世界，而拟态世界是我们可以接触到的信息来源。当我们在固定的生活空间，以固定的生活方式生活久了之后，我们会更加地依赖于拟态世界中的信息。比如手机网络上的各种信息、微博或微信公众号的各种推送等，我们会更少地启用心智模型去加工外在的新信息，而旅行或许会给我们带来新的体验、新的视角、新的反馈来重启心智模型。在旅行学习圈中，我们通过旅行不断地体验、学习、思考，以更加肯定我们认知世界的方法论。

心智模型不单单可以帮助我们造房子，当我们出现心理困惑甚至心理疾病之后，心智模型的升级也会给我们带来自我疗愈的可能。

当我们成年之后，心智模型更加地趋向于稳定化，我们往往遵从于习惯化的定势思维，所以当我们原有的应对策略难以帮助我们克服当前的挑战时，我们一定要问问自己，是不是到了应该升级心智模型的时候。

这时，我们便可以尝试将旅行疗愈的元素加入心智模型中，以PERMA+H模式评估检视自己当前的心理状态。

瑞士心理学家让·皮亚杰认为："支配智慧行为的心理结构可以用高度抽象的形式化和逻辑语言来描述。"成长的过程便是有关智慧的心理结构（心智模型）不断地解构、重构的过程。

那么，在心理医生眼中，旅行与心智模型有什么关系呢？或者说，旅行对于患有心理疾病的人的心智模型有什么作用呢？

如果有一天，我们身体的各项指标均正常，可是我们仍旧闷闷不乐，感受不到世间的美好，缺乏兴趣，那么或许我们需要到医院的心理科或者社区的心理咨询室去咨询一下，看看我们的情绪是否生病了。

　　以抑郁症（Major Depressive Disorder，MDD）这种情绪疾病为例，其典型的表现为情绪低落，兴趣减低，活动减少，持续的时间至少2周，有显著的认知、情感和自主神经功能的改变症状，如失眠早醒、食欲下降等。

　　这种心理疾病会严重削弱人的意志，降低人的活力。对14000个来自欧洲6个国家的人进行的流行病学调查的结果显示，17%的人报告在过去的6个月内有过抑郁的体验。进一步

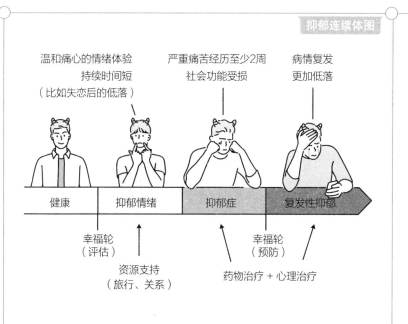

抑郁连续体图

温和痛心的情绪体验
持续时间短
（比如失恋后的低落）

严重痛苦经历至少2周
社会功能受损

病情复发
更加低落

健康　　抑郁情绪　　抑郁症　　复发性抑郁

幸福轮
（评估）

资源支持
（旅行、关系）

幸福轮
（预防）

药物治疗 + 心理治疗

分析发现，重度抑郁的人占6.9%，轻度抑郁的人占1.8%。另有8.3%的参与者说他们有抑郁的体验，但是并没有严重干扰到他们的工作或社交。在美国，有报告称18%—22%的女性和7%—11%的男性，会在一生中的某个阶段受到临床性抑郁的困扰。[19]

"治未病之病为上医者"，预防心理疾病的发生和复发，对于大多数人来说更为重要，对医生来说也是治病方式的革新。

旅行可以成为人们的一项支持资源，来帮助人们度过那些情绪抑郁的时刻，帮助人们预防抑郁症的复发——旅行可以改变抑郁者的心智模型，使抑郁者认知改变。旅行使抑郁连续体在发展到严重阶段之前止步。

简单来说，正确的旅行或许可以预防抑郁症的发生与复发。

改变抑郁者关于抑郁的核心认知（心智模型），也是心理咨询师使用认知行为疗法（CBT）与来访者进行心理咨询工作的重点。

我们将PERMA+H模式加入心智模型中，会是我们走向疗愈自我、幸福生活的第一步。

作家余秋雨说过："灵魂与所遇环境的对话，揭示了旅行的深层意义……何谓积极生活？首先是踏访已知环境的热忱，其次是探索未知环境的勇敢，最后是从自己和环境的斡旋中找到乐趣。"

3 ｜ 雪域高原上的一场苏格拉底式辩论

绵羊先生曾在一次入学考试中有过短暂的焦虑。

考试的当天，面对已经准备了半年之久的考试，绵羊先生没吃早餐就进入了考场，原本以为度过这一场考试后就能彻底解放。

考试开始时一切正常，按部就班地答题、写试卷，这时突然有一个考生问监考老师是否可以更换答题卡，理由是填错了位置，监考老师说没办法更换，因为每套考卷的答题卡数量都是固定的，那个考生便大哭起来，一时间整个考场变得焦躁不已，而就在那一瞬间绵羊先生的脑子里冒出了这样的想法："我会不会也没有办法通过考试？考不好的话，那我前面的努力就白费了，我就完了！！！"

一瞬间，绵羊先生开始心跳加快，感觉心跳到了嗓子眼的位置，全身无力，眼前一片黑暗，他体验到了巨大的恐惧感，没有办法继续答题了，直到15分钟后喝下了一些葡萄糖水才继续考试。

这次急性焦虑发作是考试压力所引发的一次惊恐发作。惊恐发作，是指突然出现的心悸、出汗、胸闷、颤抖等不适，伴有濒死感，令人难以忍受，一般持续5—15分钟不等，可自行缓解。

那次考试结束以后，绵羊先生的症状就消失了。

然而心理层面曾经的纠缠远没有那样简单，容易引发焦虑的种子还在，在绵羊先生之后的学生生涯中，每次只要面临考试，他便会心慌不已、手脚颤抖，直到考完才会恢复。

直到执业医师考试时，因为这次考试决定着绵羊先生能不能成为一名职业医师以及能否顺利毕业，考试非常重要，考试当天不出所料，他的身体出现了紧张的情况。考试结束之后，头脑依旧无法放松下来，各种"考不好""毕不了业"的念头缠绕着绵羊先生的大脑，甚至一坐下来他就心慌不已。

在那时，绵羊先生内心的呼唤是："我急需一场旅行来安定我的内心。"于是，绵羊先生利用假期与兔子小姐踏上了青海湖环湖之旅。

载着绵羊先生的车子驶进广袤无人的高原，沿途美景无数，透过烈日看到的是远处连绵不断却又神秘莫测的雪山，路边不时看到人造石堆，风中摇动的经幡仿佛在雪域高原之上诵咏着什么。

窗外景色变换，副驾驶座位上的绵羊先生反问自己：

"你真的那么焦虑吗？"

"也许是受曾经失败经历的影响吧。"

"什么影响呢？"

"重要的考试无法通过，我真的很失败。"

"失败了又会怎样呢？"

"毕不了业吧。"

"然后呢？"

"然后就没有办法当医生了。"

"再然后呢？"

"当不了医生，医学专业就白读了。"

"复习真的一点用都没有吗？"

"应该不会，毕竟学习了那么久，考试前也准备了那么久。"

"考试真的会失败吗？"

"现在看来，应该不会，全部的题目都已经答完了。"

绵羊先生不甘心地问自己："那面临考试失败，你对自己会有什么样的看法？"

"我很无能吧。"

"你对自己无能是怎么看的？有没有什么证据可以反驳这个想法？"

"半信半疑，大学期间还是通过了很多考试的。"

"所以呢？"

"所以，只要我准备充分，复习恰当，我会通过考试的，这也是自己一直在做的事情。"

……

绵羊先生似乎依旧不想放弃追问自己，他知道尝试改变自己的认知是如此的艰难。突然间，他想到了苏格拉底，这位2000

多年前的先哲。苏格拉底是如此地有智慧，在他心生困惑之时，他是否有过反复追问自己的经历，他又是如何获知真相的呢？ ★

心理学知识小卡片

★ 苏格拉底式辩论

苏格拉底式辩论，即通过问答形式让人去纠正原来错误的观念，并帮助人们产生新的思想，是认知行为疗法（CBT）中经常使用的一项心理学技术。

大致分为三步：

（1）苏格拉底式"讽刺"，使其"自知其无知"；

（2）定义，反复诘难、归纳；

（3）"助产术"，引导其自行探索，自己得出结论。

苏格拉底擅长在辩论中探讨真知，曾与一名叫尤苏·戴莫斯的青年进行了一场关于"什么是善行"的辩论。

苏格拉底："你知道什么是善行，什么是恶行吗？"

尤苏·戴莫斯："当然知道。"

苏格拉底："那么我问你，虚伪、欺骗、偷盗、奴役他人，是善行还是恶行？"

尤苏·戴莫斯："这些行为自然是恶行了。"

苏格拉底："可是，如果一个将军战胜了，并奴役了危害自己祖国的敌人，这是恶行吗？"

尤苏·戴莫斯："不是。"

苏格拉底："如果，这个将军在作战时欺骗了敌人，并偷走了敌人的作战物资，这是恶行吗？"

尤苏·戴莫斯："不是。"

苏格拉底："你刚才讲欺骗、奴役和偷盗都是恶行，怎么现在又认为不是呢？"

尤苏·戴莫斯："我的意思是对朋友、亲人实施上述行为是恶行，而你列举的情况都是针对敌人的。"

苏格拉底："好吧，那么我们就专门讨论一下对自己人的问题，如果一个将军率军作战时被敌人包围，士兵们因伤亡而丧失了作战勇气，将军欺骗他们说援军即将到来，将军的话鼓舞了士气，赢得了战争，请问这是善行还是恶行？"

尤苏·戴莫斯："我想这是善行。"

苏格拉底："如果一个孩子生病需要吃药但嫌药太苦不肯吃，他父亲欺骗他说药很好吃，哄他吃了，父亲的这种行为是善行还是恶行呢？"

尤苏·戴莫斯："是善行。"

苏格拉底："如果有人发现他的朋友绝望地想自杀，就偷走了朋友藏在枕头下面的刀，这是善行还是恶行？"

尤苏·戴莫斯："是善行。"

苏格拉底："你刚才说对敌人的行为，即便是欺骗、奴役、偷盗也不是恶行，这种行为也只能对敌人，若是对自己人的话是恶行，那么现在这几种情况都是对自己人，你怎么认为它们都是善行呢？"

尤苏·戴莫斯："我已经不知道什么是善行什么是恶行了。"

苏格拉底："善行、恶行在不同语境里有着不同的含义。"

过了好多年之后，心理学家将苏格拉底式辩论法引入认知行为疗法中，以这种心理技术实现与不合理信念辩论，来重建合理信念，也就是重新建构心智模型。★

心理学知识小卡片

★ 认知行为疗法（CBT）

认知行为疗法，是一组通过改变思维或信念和行为，以改变不良认知，消除不良情绪和行为的方法，其中包括心理学家阿尔伯特·埃利斯的合理情绪疗法（Rational Emotive Therapy，RET）、贝克和雷米的认知疗法（Cognitive Therapy，CT）。

埃利斯认为，经历某一事件的个体对此事件的解释与评价（认知与信念）是其产生情绪和行为的根源。为此他提出了合理情绪ABC理论，首先找到不合理信念，有效地与之辩论。

（1）从某一典型的事件入手，找到诱发事件A（Activating Events）；

（2）找到对事件的反应和情绪，即C（Consequences）；

（3）探索为什么会感到焦虑、恐惧、抑郁等情绪，找到潜在的想法信念B（Beliefs）；

（4）分析个体对事件A产生信念B是否合理。

　　当汽车驶过一片油菜花地，看到了远处的青海湖静静地躺在那里，不知道为什么在这样的苦寒之地会有大片的油菜花生长，远处溪流旁藏羊成群地在觅食、饮水，在高原环境下绵羊先生的头脑似乎有些迟钝，心想若是自己真的可以变成一头羊，应该会无忧无虑地在这雪山上过幸福的生活吧！

　　绵羊先生体会着一头羊会在这高原上过着什么样的生活，他好像接受了他现在正在旅行的状态，而之前虽然身体处于高原之上，然而心思却还在思考着已经过去的考试，这难道不是一种浪费吗？

　　对之前脑中盘旋着的苏格拉底式问题似乎有了新的答案。

　　"害怕考试失败吗？"

　　"我承认我很害怕，但我也承认我很勇敢，我会尝试直面恐惧，然后做好充足的准备。"

　　"然后呢？"

　　"然后，我会重新看待自己对自己的评价，毕竟人无完人，经历了痛苦之后的成长才会使人更加坚韧，那些焦虑会成为宝贵的经历。"

"再然后呢？"

"再然后，我觉得我可以开始好好地享受雪域高原的清爽了，还有晚餐的牦牛肉真的很令人期待呢！"

绵羊先生转过头对兔子小姐说道："晚上想尝试一下青海的牦牛肉和糌粑，你觉得呢？"

"我要吃两份。"兔子小姐眯着睡眼回答道。

……

先哲苏格拉底认为，幸福生活要有三个要素：健康的体魄，中等的财富，宁静的灵魂。

旅行中思维转换的那一刻，绵羊先生的内心波澜不惊。

这样美妙的积极体验（情绪），正是由苏格拉底式辩论在旅行中促成的。★

> ## 心理学知识小卡片
> ★ 苏格拉底式辩论在焦虑、抑郁方面的应用
>
> 苏格拉底式辩论是认知行为疗法（CBT）中的经典技术，也是我们自己可以疗愈自己的方式，我们通过在一个新的环境当中开启思维的风暴，通过提问和面质自己来引出自己的智慧。

曾经不好的经历，有时会在我们的大脑皮层留下痕迹，当我们再次遇到类似的情景时，大脑便会自动出现这种思维，我们以往糟糕的策略方式，会进一步在脑海中浮现，引起我们的恐慌，而苏格拉底式辩论就是帮助我们找到反对负性思维的证据，这样我们才可以合理地、平静地思考。

当绵羊先生产生了"毕不了业""当不了医生"这样的灾难化的想法时，他就可以通过向自己提问——"真的是这样吗？"，以启动"去灾难化"的程序，让自己重新进入害怕的情景中，然后检验自己的假设是否正确，比如：

"考试真的无法通过吗？"

"这件事的概率有多大？"

"职业生涯真的就完了吗？"

"就算没有通过考试，你生活的哪一部分被毁了？"

"你对此会有什么新的想法呢？"

"你有什么样的计划和策略来应对这件事情呢？"

认知行为疗法对于焦虑的人群来说，最大的作用就是帮助他们用新的认知来看待引起自身焦虑的灾难化思维，以此辩证地看待自己的经历，重新获得平静。

同样，抑郁的人很容易将发生的不好的事情归因到自己身上，抑郁者倾向于认为自己对事件的后果负有责任，对事件的认识会持续地出现固定化思维，他们会认为"这一切都是无法改变的"。

而苏格拉底式辩论对抑郁者的提问是：

"你有哪些证据可以证明这些不好的事情都是因为你的缘故呢？"

"真的是这样吗？"

"如果确实有责任，有多大的比例是你的责任？"

"你信任的其他人也是这样认为的吗？"

"如果你确实有一定的责任，这一切，以后将会怎么样呢？"

"如果说你在5岁的时候，会因为损坏了一个心爱的玩具而难过很久，现在的你对于当初的那个玩具还会难过吗？"

"这个世界上有什么东西是不会改变的？"

我们还可以进一步将苏格拉底式辩论变成一张可以随身携带的苏格拉底式小卡片。

苏格拉底式小卡片技巧：

（1）选择你本人生活中的某一个焦虑的情景，预先演练；

（2）将情景与应对策略写到应对卡片上；

（3）比如情景是"我担心我考试会失败"，应对的策略是："这是一个低概率的事件，我已经很努力了，担心反而说明了我会重视这件事情，重视自己的成长，就算失败了，我也可以从中学习到经验，也一定会有办法补救的。"

（4）将策略提炼成要点；

（5）在真实的生活中使用应对卡片。

苏格拉底式辩论

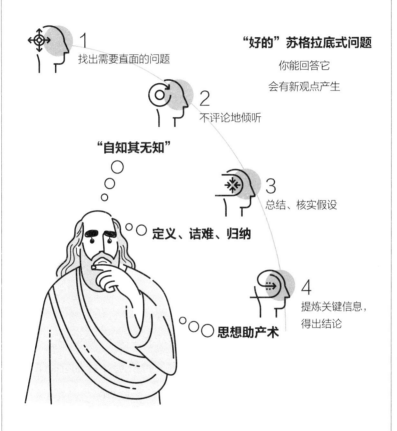

1 找出需要直面的问题

2 不评论地倾听

"好的"苏格拉底式问题

你能回答它

会有新观点产生

"自知其无知"

3 总结、核实假设

定义、诘难、归纳

4 提炼关键信息，得出结论

思想助产术

用新的认知来看待引起自身焦虑的灾难化思维，

以此辩证地看待自己的经历，重新获得平静

苏格拉底式辩论

4 转了一圈，发现旅行原来是修行

> 没有一个人是住在客观的世界里，我们都居住在一个各自赋予其意义的主观世界。

——心理学家阿尔弗雷德·阿德勒

浮生若梦，为欢几何？有人说，人的一生最美好的时光在路上，我们在路上强健我们的肌体骨骼，我们在路上收获了陌生人的友善，我们在路上体验了跋涉的心流状态，甚至在路上我们看到了人生的意义。

将每一次旅行，当作一次自我探索，虽然艰辛，但获得的回报却让人记忆终生。

环境心理学家莎拉·哥德哈根曾言："生活在赤贫环境，人类会出现永久性的能力受损，生活在丰富的环境中，享受它提供的各种好处，利用它提供的各种机会，我们才会茁壮地成长。"

环境，无时无刻不在影响着我们的心理健康。

也许现在拥挤的环境就在侵蚀着我们的内心，让我们心生烦躁，日益懒惰，甚至面目可憎，我们是否想过暂时地跳出自己原有的环境，去探索一下更远的地方，去发现一些与我们不一样的人生状态，也许那些经历可以疗愈我们焦躁的心境呢？

　　每个人能为此做什么，又能成为什么？无论在哪里，我们都需要感受到：我们须对自己的命运有一定的掌控力，我们可以在一定的程度上重新塑造自己的人生轨迹，选择以何种方式度过自己的一生。

　　为了追求幸福的生活，我们需要在新的环境里，培育自己感受平静和爱的能力。

心理学知识小卡片

★ 环境影响大脑发展的实验

　　在心理学的经典实验中，有这样一个有趣的实验，20世纪60年代，马克·罗森茨威格、爱德华·贝内特与玛丽安·戴蒙德这三位心理学家，为了探讨某些特殊经历会对大脑形态产生的影响，在10年间进行了16次实验。实验以老鼠为研究对象，设置了三种不同环境的笼子：

　　（1）标准笼子：有足够大的生存空间，总有食物和水；

　　（2）匮乏环境的笼子：是一种小号的笼子，且老鼠被放在单独的隔间内，也总有食物和水；

　　（3）丰富环境的笼子：带有各种供老鼠娱乐的物品的大笼子，且总有食物和水。

　　老鼠生活几周之后，实验室人员将老鼠解剖，对其大脑进行测量和分析。

　　研究结果发现，在丰富环境下生活的老鼠比在匮乏环境下生活的老鼠，有更重、更厚、更复杂的大脑皮层，而这部分大脑皮层则负责学习、记忆和感觉等功能，这部分的神经元活动传递也更为高效。

由此可见，丰富的经历与生长环境可提升大脑发育。

人类站在哺乳动物的顶端，其大脑结构更为复杂，若我们希望通过丰富的自我经历，来使自己的大脑更加高效地进化，旅行无疑是一种可供选择的方式。

绵羊先生也曾在青海湖的旅行中收获了平静与敬畏。青海湖是一座美丽的湖泊。当你真的走到她的面前时，你会发现她看上去如海一般，天空湛蓝，湖水沉静地拍打海岸，她的波澜壮阔，一时间竟让人看不完，有关青海湖的故事也说不完、道不尽。

路上有游览湖或游览山或游览寺庙的人们，他们以特殊的方式生活着，车子缓缓地驶过草原，视野中是十万大山之景，路上相隔很远才会看到一个人，人与人的空间好像被无限地拉伸了，在空旷的高原上，内心似乎可以听到大自然在发出低沉的声音，绵羊先生感觉身上的血液流动的速度都变慢了，偶尔从车上下来，站在高原上，任狂风吹过，渺小的自己，心怀敬畏。

环湖之行的独特经历，让绵羊先生看到了狭小城市之外的风景，转湖一圈，旅行亦是在大山中的修行，修炼自己的平静心、虔敬心。

当人从自己熟悉的生活环境中跳脱出来后，陌生的大自然会宽容地接纳自己。

我们生长至今，用了太多次习以为常的自我价值观、世界观去评价事物、评价自己、评价他人，可是世界并不是一贯如此，世界有着不一样的一面，他人的故事正在发生。

正念疗法的理论告诉我们：关注此时此刻，不作任何评判地去注意，注意事情的发生、发展和结束。

我们知道，我们活在自己的身体里，我们的身体存在于自然世界中，自然中的一切元素，如大山、湖水、牦牛都在疗愈着我们，其实我们的大脑对所观、所感、所闻都在做着生物系统上的反馈。安静的湖水、连绵的山峦、灵性的牦牛，都会使我们的副交感神经系统活跃起来，我们的血压会随之下降，心率会随之减慢，于是我们开始感到舒适、安全与平静，这样的情绪感受或许会伴随我们直至旅行结束回到原来的生活中。

就像在神灵面前，人会显得渺小一样，人在千万年前形成的大山面前更是卑微如沙粒，内心深处的一缕焦虑也变得更加不值一提。

5 | 将旅行中的积极体验转化为疗愈资源

在《我独自穿越沙漠，领悟了安全感和自由》这本书中，记录了罗宾·戴维森在美国《国家地理》的资金支持下，带领着四匹骆驼、一只狗穿越澳大利亚2700公里沙漠的旅行经历，她自称在经历了旅途中的孤独、恐惧、脆弱之后，她找到了自我的内在平和。

"我能以一种超然的情绪重温这些事件，好像它们发生在别人身上……对脑中积累的所有垃圾和淤泥的庞大净化，一种温和的宣泄。正因如此，我想，我现在能更加清晰地看清我现在与人、与自己的关系，我很开心，没有别的词语可以形容。"[20]

罗宾·戴维森用了9个月的旅程，沉浸在旅行的幸福感当中，感受到了积极情绪（P），重新审视了自己的人际关系（R），发现了旅行的意义（M），也最终获得了穿越2700公里沙漠的成就（A），将PERMA模型当中的各个元素体现得淋漓尽致。

而实现了PERMA模型各种元素的旅行，也将会成为一个旅行归来之后的疗愈资源，有些人在旅行中就已经完成了疗愈。

我们观世界、观他人、观自己，旅行时我们有意或无意修改了自己的心智模型，以期能够更适应未来的挑战。

在积极心理学中，积极情绪具有建构功能，即我们生命经验中的积极体验（如愉悦、平静、感恩等）会拓宽人的认知，建构出有效应对问题的策略和资源，同时这些资源再次给人带来积极的情绪，构成一个循环。

那么，如何将旅行中的积极体验变成积极资源呢？

这是旅行疗愈心理学的研究内容，在旅行学习圈中，重要的是要有反思性观察，重新思考总结旅行中遇到的故事，记录下那些有价值的发现，表达感恩，悦纳自己。

旅行疗愈更多的是有关于内心、有关于心智模型、有关于PERMA模型的探索，往往与金钱、时间、地点的关系不大，甚至有时与舒适也毫无关系。

张进（他本人曾患有抑郁症）所著的《渡过3：治愈的力量》一书中记录了12个抑郁症患者的故事，有这样一个主人公，他名叫毓伟，从16岁到25岁的10年间饱受了抑郁症的折磨，很长时间里他都想以自杀的方式结束一生，后来他在大学二年级时，开始尝试长途骑行，从单日骑行100公里，到后来连续6天骑行700公里，从长沙骑到了井冈山。

毓伟说："每次挑战，都让我对生命的价值意义有了一种新的认识，长期的抑郁带来的那种绝望感，慢慢地被撕开了口子，阳光洒了进来，这点成就点燃了我内心的希望之火。"[21]

再后来，毓伟直接辞职，打算以骑行的方式环游中国。他用了4个月的时间骑行了一遍海岸线，后来又骑去了西藏、青海，再后来骑回了山东老家。他曾写道：

> 那段时间里我看到了碧海蓝天，看到了平原山丘，看到了各式各样的风景和形形色色的人群，我在原野上驰骋，也在风雨中奔波，我终于可以冲破内心的枷锁，像脱缰的野马一样无所顾忌地放肆一回……旅行有许多濒临崩溃的时候，现在看来，那正是成长的关键时刻。

多么美妙的旅行疗愈的文字，毓伟通过旅行的方式，找回了自己，疗愈了自己，而骑行中国这一壮举，被毓伟称为第一次找到了成就（A），曾经的他在抑郁症的泥潭中挣扎出不来，然而他却用骑行旅行的方式找回了生命的存在感。在青海湖边骑行的旅者，是否也在寻找着什么？

在人世间存在，我们必须学会与自己和睦相处的方式。

当旅行归来之后，无论是旅途中的美景抑或泥泞风雨，都会成为增进我们底蕴的资源，不要小瞧这一份小小的成就和旅行体验，也许这正是突破我们情感壁障的一缕光。所以有研究者在对残疾人的作业治疗中提出了"河流模型"★，以旅行或其他生活的资源来帮助他们冲掉生活中的困难。

我们从祖先那里继承了情绪反应的能力，有情绪积极的时候，一定也会有消极情绪的出现。然而这些消极情绪并不是"坏的"，消极情绪对我们具有进化、保护、警惕的功能。比如焦虑是在我们感受到不安全时出现的情绪，以此提升我们生存的概率，会让我们主动去寻找安全之地，而抑郁的情绪同样具有作用，它可能在提醒我们正承受某种伤害。

心理学知识小卡片

★ 作业治疗——河流模型

作业治疗是指人通过参与日常活动，解决因疾病或意外导致的功能减退问题。

其中，他们设计了一个"吾川吾流"的河流模型，将人生比喻为河流，河上有大小不一的石头阻碍了水的流动，象征了生活中的困难和阻碍，然而河流中会出现一些浮木，随着水流推开原有沉积的沙石，使河道再次变得畅通无阻。

何为浮木呢？

浮木可以是患者的家人、朋友，可以是治疗师，可以是自己，也可以是过去成功的经历等。首先给这些受到伤害的患者一幅美丽的山水照片，患者可以用胶水把小石头粘在照片上的河中，小石头的大小和位置代表了人在生命长河的哪个阶段遇到了什么样的困扰，再由患者诉说每颗小石头的故事，同时由患者寻找自己身边的浮木（可以说成资源），再用浮木冲走石头，最后反思石头被冲走的过程。

这种河流模型作为一种治疗理论，可以帮助人们从困难中寻找资源来开拓出一条新的人生河流（这就是以资源为取向的心理治疗方式）。

这种河流模型可以帮助人们从困难中寻找资源
来开拓出一条新的人生河流

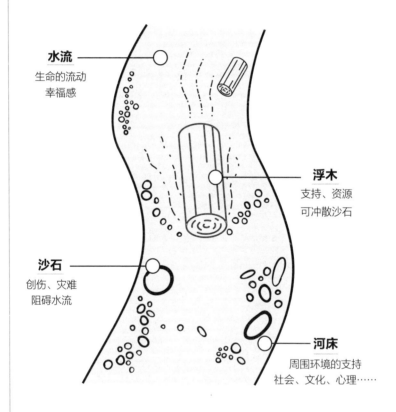

水流
生命的流动
幸福感

浮木
支持、资源
可冲散沙石

沙石
创伤、灾难
阻碍水流

河床
周围环境的支持
社会、文化、心理……

"吾川吾流" 模型

而消极情绪尽管已经在提醒我们可能有危险，但好像我们并没有能力逃开它，反而越逃避，情况越严重，而旅行的出现，对于他人在旅行中的故事的反思，却可能让我们重新看待自己的抑郁情绪，无论是他们的旅行经历，还是我们自己的旅行经验，都可以让我们明白，对待消极情绪时，积极地接纳它们，认可事情本来的样子，是让我们"渡过"的最佳方式，而那些过去的旅行，也将成为自我疗愈的资源，并且让我们不再畏惧未来。

后来毓伟完成了第二次骑行中国的旅行。

6 | 创建一个旅行的积极记忆锚点

树高千丈，落叶归根，北雁南飞，狐死首丘。生命因回忆而找到起点，梦的开始之处，都会是那个遥远而熟悉的地方。

绵羊先生曾在梦中多次回到青海湖旁，回忆中的点点滴滴都会令其神清气爽。

在准备结束青海湖环行之旅的最后一晚，绵羊先生打算夜宿在黑马河客栈，客栈位于青海湖边上，这样第二天他们就可以早早起来观看青海湖的日出了，日出日落的景象一直是旅行必须经历的景色，因为他们相信，也许一天开始与结束的时刻，都会有令生命感动的部分。

很多时候，人们旅行回家之后，许多旅行纪念品早已不知放在何处，但是旅行中令人记忆深刻之处，却会在脑海中生根发芽，或许在某个不经意的瞬间才会想起。那时，深陷美好回忆中的我们，往往会不自觉地嘴角上扬。

而那些不经意的瞬间，一般会出现在以下几个时刻：整理橱柜时，翻到了积满灰尘的旅行纪念品；抑或打扫卫生时，看到了许久之前的旅行照片；或是与友人聊天时，不小心提及以前的旅行地点……以上的这些时刻，都让我们的旅行经历重新活了过来，但是这样还不够，还不够我们将旅行的美好回忆转化为我们内心的心理资源。

现在，我们进入将旅行经历变成我们资源的第一堂课——创建一个有关旅行资源的积极记忆锚点，我们将有意识地形成关于旅行的操作性条件反射*。

心理学知识小卡片

★ 操作性条件反射

在心理学中，操作性条件反射是指个体的反应结果会成为一个反馈，反馈可以是一个奖赏或者惩罚。任何能促进机体未来反应的刺激物，都可以称为奖赏刺激；任何抑制机体未来反应的刺激物，都称为惩罚刺激。而奖赏刺激的行为，必将令我们欣然前往，与此同时，行为会形成短时记忆，若是将短时记忆转化成长时记忆，我们必须对细节进行情景复述。

包含了环境细节的情景记忆，才会激活我们的大脑海马体，海马体保管着我们许许多多的情景记忆，也负责长时记忆的储存和转换，与遗忘症相关。

当我们希望将旅行经历变成情节丰富的长时记忆时，需要丰富化、细节化、情景化，我们可以通过拍照片、写旅行游记、分享旅行感悟、记录旅行日记，甚至建立旅行相册的方式来细节化旅行，也可以将旅行经历画在我们的人生线路图中，这些物品都将会成为我们旅行资源的提示物。

当提示物出现时，随时可以将我们的思绪带回到曾经令我们愉悦轻松的旅行时刻。

绵羊先生一直保存着一张在青海湖看日出的照片，他将照片打印了出来，装裱起来，放在了他平时使用的书桌前，以便随时可以看到它——唤起积极的记忆锚点。

一张照片便会迅速地将你的思绪拉回到那个初秋的青海湖。清晨时青海的室外温度只有十几摄氏度，当天绵羊先生挣扎着从暖和的被窝爬出来，穿好防风服，刚刚踏出宾馆的房门，一阵高原冷风就将他打醒了。由于起床拖延了一段时间，日头已经从湖边冒出了半个头，为了看到更清晰的日出，于是他们朝着湖边狂奔而去。结果还没有跑出几十米远，便开始上气不接下气，高原空气中的氧气稀薄，绵羊先生甚至感觉到了自己的肺在用尽气力以维持呼吸。他第一次体会着自己的高原反应，清冷的空气不断地被猛吸进体内，感受着自己不断地压榨着体能。这时，不经意间抬头，看见了初升的太阳，透着柔

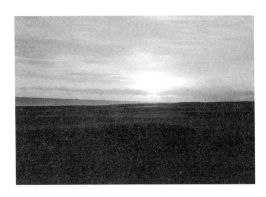

日光照在广袤的大地上

和而温暖的光，从遥远苍茫又沟壑纵横的山峦之间升起，随手抬起相机，在生命之光的笼罩下，拍摄出了一张地平线与光的合影。

这是一项喜悦的艺术，正如正念疗法中提到的，只需对当下温和地觉察，以此念头创建属于自己独特的旅行回忆链接，令日常生活中充满感动的味道。

几年之后，在城市中从事心理医生工作的绵羊先生，每日需要乘坐公交车去医院上班，全程接近40分钟，于是这段时间，成了绵羊先生早上做"行禅"和"公交禅"的时候。

"公交禅"是绵羊先生对自己那一段乘坐公交时的心理状态的称呼，即在每天清晨坐公交之时，透过车窗看到太阳初升的光，光好像偷偷地溜进车厢。暖阳射在脸上，在光与影交织的瞬间，大脑很自然地勾回当初在青海湖边看日出的积极记忆锚点（就像船在记忆的海洋中漂流，当遇到美好的景色时，船只下锚，停留在此刻），闭目静坐于公交车上，尽管周围一片嘈杂，歌声、小孩的哭声、下车的提示声等，但当闭目呼吸的时候，随着一呼一吸，人的意识直接进入青海湖边，苍茫感一瞬间扑面而至，心情平静而淡然。仿佛一瞬间回到了多年前在青海湖边向朝阳奔跑的状态，积极的记忆锚点带着人的思绪和身体感受穿梭于两个截然不同却相互通感的场景，而我们借着曾经的旅行开启了美好的一天。

当然，"公交禅"适合于你长期乘坐的那路公交车，公交车的路线你熟记于心中，甚至已经成为你的程序性记忆*，否则，你是有可能坐过站的。

> ## 心理学知识小卡片
> ★ 程序性记忆
>
> 程序性记忆是如何做事情的记忆，对知觉技能、认知技能、运动技能的记忆，往往不需要意识的参与，比如起床后很自然地洗脸、刷牙。

其实，我们可以将记忆锚点技术变得更加具有可操作性，比如当我们来到一个令人十分感叹且心情舒畅的旅行胜地之时，你可以告诉你的同伴，你需要5分钟的时间来好好感受一下这处美景。

我们都是大海上的一片孤舟，

心锚坠落之处必是心安之所

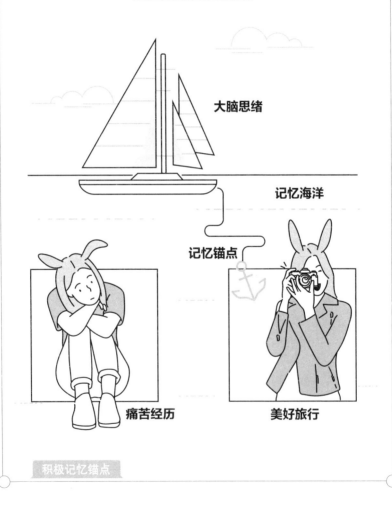

大脑思绪

记忆海洋

记忆锚点

痛苦经历

美好旅行

积极记忆锚点

你可以寻觅一处稍显安静之地，身体坐于石上，闭目观呼吸，感受清新的气体从鼻孔进入你的体内，让清新的气体在体内转一个循环，再从肺呼出来，观察气体从哪一个鼻孔出来，睁开眼，尝试着将你眼前心仪的景物刻在你的记忆深处，就像照相机拍照一样（可以真的拍一张照片保存下来），而这个行为就是为此次旅行留下的一个记忆锚点。

等你旅行归来之后，当你感到内心情绪翻滚不已之时，你就可以使用记忆锚点技术让自己安静下来，找出那时的照片或其他提示物，闭上眼睛，想象重新回到那处美景的旅行之地，观察自己的一吸一呼，留意气体是从哪个鼻孔进入，又是从哪个鼻孔出去的。

这种方法可以将你的旅行链接到你的日常生活中，疗愈你的身心。

积极的记忆锚点就是将我们在旅行时出现的积极情绪和体验用一种容易保存的方式记录下来的思想实验，而这场实验的结果若是令我们感到幸福愉悦，这样的积极反馈无疑会让我们继续这个实验，继续在旅行中创建新的积极记忆锚点。

我们都是大海上的一片孤舟，心锚坠落之处必是心安之所。

7 一边正念旅行，一边绘制旅行幸福轮

20世纪末，正念日益流行，人们希望通过正念冥想，使思维方式得到改变，从痛苦中解脱出来。这时乔·恩·卡巴金也正式在麻省理工学院开创了周期为8周的"基于正念的减压课程"（Mindfulness-Based Stress Reduction program，MBSR），之后在心理治疗领域，英国牛津大学的马克·威廉姆斯、英国剑桥大学的约翰·蒂斯代尔、加拿大多伦多大学的辛德尔·西格尔三名学者，将CBT与MBSR结合起来，形成了基于正念的认知疗法（Mindfulness Based Cognitive Therapy，MBCT），旨在通过对注意力的控制，使人们进入正念的框架，觉知情感与想法，以此来疗愈身心。

在外出旅行时，也可以使用正念的方式，说不定我们会有不一样的体验。

正念本身就是一种积极的情绪感受，正念可以令我们开放系统，让外界的事物自然地进入我们的视野。我们感知周围环境变化的同时，环境也在向我们开放，舒缓我们的情绪。

旅行作为一种疗愈的力量，不代表你的身心不舒服了才要去旅行，而是说旅行本就是你生活中的一部分。

正念旅行就是要告诉我们带着专注于当下的觉知，去接纳与体验在旅行中所遇到的一切，尝试调动我们的思绪和一切的

感官，去看、去听、去闻、去品尝、去触摸，以丰富我们全新的世界体验，也许我们会发现另一块天地。

而这次旅行将会成为我们的人生经历，也将会变成我们的资源和力量，所以，带着正念去旅行，意味着我们不需要负重前行。

贝克认知疗法的创始者阿伦·贝克认为："认知产生情绪与行为，而异常的认知产生了异常的情绪和行为，在生命的早期易感的人形成了一些特定的假设或态度，这些假设和态度会持续到成年，而当一个成年人以这样的态度来看待世界时，他患上抑郁症的风险就会很高，因为当能量值为1的负性事件出现时，在拥有这样态度的人的观念里，负性事件的能量值可能变成了8，甚至更大。"

所以，在心理治疗中，尝试改变抑郁者的负性思维尤为重要。

正念认知疗法（MBCT）可以通过正念帮助抑郁者提升觉察能力，时刻觉察"此时此刻"的身心感觉，培养抑郁者以一种不评判且接纳的态度去看待自己。

在正念旅行中，除了使用PERMA模型的元素构建旅行，使旅行变成一项资源之外，旅行中的自我察觉和关注当下也会帮助我们发现，当我们在某一处欣赏落日之时，会沉浸其中，眼中只有美景，而这便是我们在这个星球的存在模式＊。

★ 存在模式

心智模型中的行动模式：明确知道自己的目标，知道想要什么，必须采取什么样的行动以实现目标。而在正念认知疗法中，提出了心智模型中的存在模式：我们对于周围的一切保持觉知接纳，从而安然地面对，以有意地、不带评判地关注当下的觉知，与现象建立非反应的关系，不是急于采取行动解决问题，而是观察问题的存在。

那么，如何将旅行变成一项可以帮助病人的正念资源*呢？

将旅行转化为正念资源，主要分三步：（1）填写旅行资源问卷；（2）旅行前后画"幸福轮"；（3）总结自己的资源圈。

无论是在生活中、事业中还是旅行中，我们每个人都在努力地形成一个有自我存在意义的世界，在这样的世界里我们受到了很多人、很多事的鼓舞与支持，而这些支持的资源是值得我们铭记的，资源圈可以帮助我们梳理开来。

心理学知识小卡片

★ 旅行转化为正念资源的步骤

（1）填写旅行资源问卷。

制作旅行资源问卷，以PERMA+H模式中的元素设计问卷，同时将旅行的元素加入其中，这份问卷的最大用处是：

可以帮助他找到旅行时的优势或资源所在，以帮助他暂时地稳定下来。

旅行资源问卷

旅行资源问卷
请你花15分钟时间来详细地回答以下的问题，以下的问题很重要。
1. 旅行时，什么时候你的情绪是最积极的？（P）
2. 旅行时，你做什么事情是心无旁骛的，做这件事会让你感觉不到时间的流逝？（E）
3. 在以前的旅行中，你与别人的关系，最和谐的时候是什么样子？（R）
4. 哪一次旅行是你印象深刻的？你觉得旅行对你有什么意义？（M）
5. 旅行之后，你体验到最大的成就来源于哪里？（A）
6. 旅行对你的身体健康有什么帮助？（H）

在保持正念的状态下觉察到PERMA中的元素，也是一种反思和疗愈。我们可以尝试将PERMA+H模式以"幸福轮"的方式来评估自己的旅行。

（2）旅行前后画"幸福轮"。

在0到10分之间，对自己当下的状态进行评分，以PERMA+H模式的6个元素来填充色块，0分代表感觉非常不好，10分代表感觉非常好，然后将扇形区域涂上阴影。

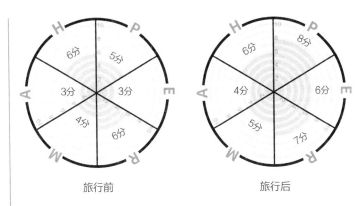

旅行前　　　　　　　　旅行后

PERMA+H模式幸福轮

将旅行前、旅行后的"幸福轮"进行对比量化，我们可以发现自己在旅行过程中究竟获得了哪些正性能量，再将旅行中这些正性能量进一步迁移到自己的日常生活当中又会是什么样子的。

（3）总结资源圈。

我们将这些美好的东西用到心理治疗领域，需要将PERMA+H这些元素提取出来，形成可视化的资源圈，直到将资源圈的内容写在自己可以随身携带的"应对策略小卡片"上，那样我们才真正地开启了疗愈的第一步。

圈内的人、事、物及旅行无时无刻不在滋养着你。

那么，我们又如何培育自己正念的能力呢？

我们的大脑真的很奇妙，当我们的大脑中存在着一个待解决的问题时，大脑的神经元就会自动连接，以求找到解决问题的办法。而当我们既往有抑郁的情景时，我们的大脑会想方设法地回避以前负性的想法和情绪，会陷入徒劳无功的自我解救的陷阱中，然而我们的悲伤来得太快，会被瞬间击中，淹没在忧伤的画面中。

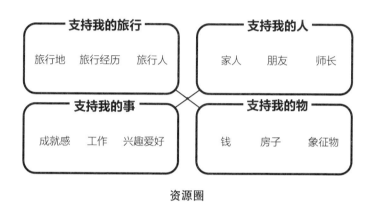

资源圈

此时，不是要解决问题，而是要以正念觉察这些时刻。

因为一旦大脑海马体的负性记忆在令人烦恼的心境下被激活之后，就会强行闯入我们的意识当中，我们的大脑就会被负性记忆占据，难以将注意力转移到别的方面。

我们要学会放弃一味地去解决情绪的问题，放弃一味地想办法让自己变得开心。我们可以选择不带评判地将头脑中的想法，当作天空中飘过的云，这就是正念。

我们都希望学会以正念的方式来旅行，或者在日常生活中去改变自己的心理状态，而正念练习技术[*]刚好可以帮助学习到这些，就比如我们在葡萄干练习中，需要对一颗小小的葡萄干动用那么多的感觉器官，却会发现"葡萄干的美味"是以往所未知的。

心理学知识小卡片

★ 正念练习技术

在《穿越抑郁的正念之道》这本书中，提到过数种正念练习的方式，较为经典的便是葡萄干练习，以下是葡萄干练习的指导语。

葡萄干练习

（1）拿着。首先拿起一颗葡萄干，把它放在掌心或者你的拇指和食指间。凝视它，想象你刚从火星上降落，就好像你这辈子从未见过这样一个东西。

（2）看。花点时间去真正地看它，带着全部的关注，仔细地去凝视它。让你的眼睛探索它的每一部分，观察光亮凸出处，颜色较深的凹陷处，褶皱和隆起处，任何不对称性或独特之处。

（3）触。在手指间拨动它，探究它的质地，如果闭上眼睛可以增强触觉的话，可以闭上眼睛。

（4）嗅。把它放在你的鼻子底下，每次吸气时吸进任何可能升起的气味，注意到当你这样做的时候，你的嘴巴或者胃里可能发生的任何有趣的事情。

（5）放置。现在缓慢地把葡萄干放在你的嘴唇边，注意到你的手指准确地知道该如何放置它，已经把它放置在哪里。轻轻地把这个物体放进嘴里，不要咀嚼，注意到它是如何进入嘴里的，花一小会儿时间，用你的舌头去探索它在你嘴里的感受。

（6）尝。当你准备好要去咀嚼它的时候，注意到咀嚼时，它要到嘴的哪个部位，以及它如何到那个部位的。非常有意识地咬上一两口，并注意到之后发生了些什么，当你继续咀嚼的时候，体验一波一波释放出来的滋味，先不要吞咽。注意到嘴里纯粹的滋味和质感，以及它们在每一个瞬间的变化，也请注意到这个物体本身的变化。

（7）吞咽。当你准备好去吞咽的时候，看看你是否可以察觉到吞咽的意图，所以在实际吞咽这颗葡萄干之前，哪怕是这个意图都是被有意识地体验到的。

（8）最后，看看你是否可以感觉到它进入胃里之后还留下什么，感觉你的整个身体在完成整个正念进食的练习之后有什么感觉。

在青海湖旅行时，绵羊先生仍旧记得第一次吃糌粑。绵羊先生猛地用手抓起一大团塞到嘴中，整个糌粑就像泥巴一样糊在嘴里，令人难以下咽，那时的感受是不舒服的。

原来糌粑是要和酥油茶一起吃的，那样青稞的香气才让人记忆深刻，而藏民是将糌粑揉成小团携带，这样放牧时饿了，便可在口袋中抓一把充饥。

旅行中每一次吃到新奇的食物都值得我们使用正念进食的方式去体会它。

建议对正念感兴趣的读者，可以花必要的5分钟来试一试正念饮食。

正念可以让我们的进食体验有所改变，那么正念对于我们的身体感受，如忧伤、焦躁，或许也会有不一样的帮助。

我们从母体离开时的那第一声啼哭，便是气体冲进我们的肺腔，自此之后，呼吸与我们相伴终生，至死方休。

当我们将注意力控制在呼吸上之时，才会知晓我们存在于当下，我们开始与"此时""此地""当下"建立连接。之后，身体开始平和安静下来。

所以正念呼吸时，记得顺其自然，不要刻意控制呼吸，我们的肺知道如何呼吸，只需要用注意力跟随呼吸就好了。

我们每天用眼睛看世界，用嘴巴摄入能量，用鼻子吸入氧气，用腿和脚来走路，用手来抓取想要的东西……我们用身体与外界建立联系，那么我们真正地了解过自己的身体吗？

正念躯体扫描技术*，让我们不再是活在头脑当中的我们，而是成为活在身体当中的那个自己。[22]

★ 正念躯体扫描技术

你可以跟随着《穿越抑郁的正念之道》一书中的音频指导语来进行正念躯体扫描技术。

正念躯体扫描

（1）让自己舒服地平躺在一个你会感到温暖而不被打扰的地方，你可以躺在一张垫子上或者地板上，或者躺在床上，慢慢闭上双眼。

（2）花一点时间去连接到你的呼吸的运动以及身体内的感觉，当你准备好的时候，把觉知带入身体里的生理感觉中，尤其是你的身体和地板或床接触的位置，觉知那触碰或压力带来的感觉。

（3）为了设定正确的意愿，提醒你自己这段时间是为了保持清醒，而不是要去睡着。

（4）把你的觉知带到腹部，觉察呼吸进入和离开身体带来的感觉，花几分钟去体会，当呼气和吸气的时候，腹部一起一伏的感觉。

（5）连接到腹部的感觉之后，把注意力，或者说是你觉知的聚光灯放在左腿上，然后一直来到左脚趾。

（6）当你准备好了，在一次吸气中感受或想象呼吸进入肺部，然后一直经过身体，经过左腿，来到左脚的脚趾。

（7）当你准备好的时候，在一次呼气中，放下脚，把觉知带到你的左脚脚底上——为脚底板、脚内侧和脚跟带入一种温和的探索性的觉知。

（8）现在，让觉知蔓延到脚的其他部位——脚踝、脚面，一直到骨头和关节。然后做一个更深的、更有目的的吸气，将呼吸导向整个左脚，随着呼气，完全地放下左脚，让觉知的焦点移动到左侧小腿肚、胫骨、膝盖等。

（9）继续扫描身体，依次在身体的每个部位停留一会儿，先是腹股沟、生殖器官、胯部、臀部，然后是后腰和腹部、背部和胸部还有肩膀，然后来到双手，一般是同时扫描两只手。

（10）当你在身体的某一个特定部位觉察到紧张或其他强烈的感觉时，可以同样把呼吸带入这些感觉之中，就像在其他部位所做的一样。

（11）不可避免地，从这一刻到下一刻，心会从呼吸和身体上游离。

（12）在你以这种方式扫描完整个身体之后，花上几分钟觉察身体作为一个整体，觉察呼吸自由地流动，进入并离开身体。

怀着此生幸福的愿景来到这个世界，
正念练习让我们更容易地接近内在的幸福

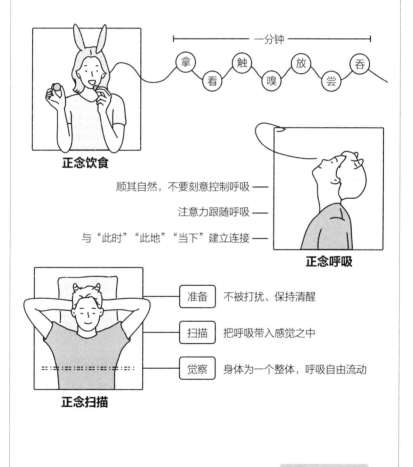

一分钟

拿　看　触　嗅　放　尝　吞

正念饮食

顺其自然，不要刻意控制呼吸 ——

注意力跟随呼吸 ——

与"此时""此地""当下"建立连接 ——

正念呼吸

准备	不被打扰、保持清醒
扫描	把呼吸带入感觉之中
觉察	身体为一个整体，呼吸自由流动

正念扫描

将意识变成一缕扫描光线，仿佛自己的身体躺在CT扫描仪中一样，系统地关注自己身体的每一个部位，去觉知身体的每一个部位。

我们都怀着此生幸福的愿景来到这个世界，正念的种种练习，会让我们更近地接触到内在的幸福。

即使我们生活在这世俗的琐碎当中，我们依旧可以觉知自己的想法，想法就像头脑中的鱼，飞快地游过，与其抓取它，不如任它自由自在地遨游。

8 | 将旅行作为自我疗愈的开始

叙事疗法相信，每个人都是面对自己的问题的主人。

叙事疗法是一种后现代心理治疗的方法，即通过"故事叙说""问题外化"等方法来叙述一个人的故事，帮助人们实现心理的成长和精神的疗愈。

旅行便是一个人故事中最为丰富精彩的部分。旅行故事本就是人在异地发生的不同寻常的故事，我们在自己的故事当中游弋，成为自己故事中的主角，我们也在自己的故事中救赎着自己。

绵羊先生在成为一名心理医生之后，曾经见到过许多带着困惑而来的人，也帮助过许多人从心理疾病中恢复过来，而他还记得第一位试验"旅行处方"疗法的那个来访者——鹦鹉小姐，刚开始来到心理诊室时她显得很无助，在讲述自己的问题的时候眼角都湿润了。

原来她刚刚离婚，本以为过段时间就会好起来，可是事情好像并没有她想象中那么顺利，脑袋里会经常想到"自己好像没人爱了""自己未来会很孤单"，有时会一个人伤心流泪很久，没有什么胃口。在从前，鹦鹉小姐是一个非常爱美食的人，后来她开始失眠，在床上闭上眼睛，脑海里只有不开心的事情。曾经热爱工作的她，在工作上也感觉到不像从前那样得心应手了。

一个月之后，情况依旧如此。

多少个无人的夜，鹦鹉小姐反问自己："究竟怎么了？"

她的抑郁自评量表（SDS）评估为中度抑郁，焦虑自评量表（SAS）评估为中度焦虑，症状自评量表（SCL-90量表）的各项分数值也很高。

鹦鹉小姐被诊断为轻度抑郁症。

当然，离婚并不一定会导致抑郁症，但亲密关系的破裂会成为抑郁症的导火索。

绵羊先生问她愿不愿意使用抗抑郁药进行治疗。

鹦鹉小姐拒绝了。

很多人在刚刚被诊断为抑郁症之后，都不太愿意使用药物治疗，一方面人们担心药物会有副作用，另一方面人们会希望通过自己的努力让自己好起来，而不是借助于外物，我们往往会自动出现负性假设——如果我患有抑郁症，那么我就是软弱的，如果我使用了药物，就更加证明了我的软弱。

然而，抗抑郁药是可以改善病人的抑郁状况的，在药物副作用可以被接受的情况下尝试使用药物治疗，说不定可以帮助病人快速地稳定下来。

但是每一个人都有选择自己治疗方案的权利，绵羊先生选择尊重鹦鹉小姐的选择，为她制订规律的生活计划，同时让她填写一份资源问卷，以期可以挖掘出她正性能量资源。

前面章节中提到过人生线路图，我们用图总结过往，看向未来。在图中我们看到生命旅途像海浪一样在波动地前行，我们有过低潮，也有过高潮。在生命线正性向上的过程中，我们知道我们都曾经经历过积极的时刻，我们明白那是幸福状态（Well-being）。

我们不妨问自己一句："我当时是怎么做到的呢？"

当鹦鹉小姐第二次来的时候，她的症状并没有好转，甚至出现了一些焦虑症状，睡眠也没有什么起色。

绵羊先生再次建议她使用药物治疗，这次她表示愿意尝试。

在多次的诊疗过程中，绵羊先生得知鹦鹉小姐是一个非常喜欢旅行的人，于是开始建议她将旅行的经历写下来，同时在填写资源问卷时留意一下："旅行带来了什么不一样的东西？"

一个月后，鹦鹉小姐的睡眠明显好转，似乎也不再像以前那样郁郁寡欢了。

于是，绵羊先生建议她画出自己的人生线路图。

鹦鹉小姐疑惑地问道："医生，人生线路图是用来干吗的呢？"

绵羊先生回答道："我们每个人一生当中都会经历许多事，有的是好事，当然也会有坏事，但无论是什么样的事，都已经发生了，这些事情成了我们生命中的一部分，那么如果将一件件发生的事当作坐标点，把你从出生到现在所经历的所有的大事件，用一条曲线连接起来，就会看到你这些年是怎么过来的。"

鹦鹉小姐："知道了之后要做些什么呢？"

绵羊先生："之后我们一起来看看，这一生中有哪些宝贵的经历成了你的资源，然后画出你专属的资源圈。"

鹦鹉小姐接着问道："是记录那些旅行的经历吗？"

绵羊先生："是的，我们知道，你热爱旅行，在旅行中你的感触会很丰富，我们可以通过使用一个叫作PERMA的模型让旅行成为我们生命中的一部分，给我们带来力量，然后将这股力量变成我们的资源。"

鹦鹉小姐问道："那下面我要从哪里先开始呢？"

绵羊先生："写下自己的大事记，来记录你从出生到现在所经历的事件，然后以这些事件为坐标点，画出你的人生线路图。"

考虑到鹦鹉小姐在画图时可能会沉浸于自己的忧伤中，绵羊先生在她画图之前先使用了眼动脱敏再加工技术（EMDR）中的稳定化技术：安全地技术和保险箱技术*，来防止悲伤事件的过度唤起。

★ 安全地技术

让来访者想象一处安全稳定的地方为自己提供支持。

请在你的内心世界寻找一个地方，在那里你可以感觉到非常安全和舒适。这个地方可以是由许多曾让你感觉到安全和舒适的地方合成的……这个地方可以是真实的地方，也可以是想象中的地方。

这个地方也许离你很近，也可能离你很远，也许在地球上，也许在宇宙的任何地方。慢慢去找这样的地方，也许你脑中有了画面，或许你只能靠想象。无论想象出来的是什么，只要能感觉到平静、抚慰、安全和疗愈，就挺好的。

现在请你再检查一下这个地方，是否很安全、舒适。请从以下各个感官通道进行检查。

如果可能，留意你看到的一切。

如果有任何你不喜欢的东西，那就改变它。并记得，在你的想象中，你可以安排一切，你喜欢它，就像是魔术。

不知你能否听到什么，喜不喜欢听到的所有声音。如果喜欢，那就保持它，如果不喜欢，那就改变它。

温度是否适宜？

能闻到什么吗，是否喜欢？

你的空间足够大吗，感觉舒适吗？你在里面能活动吗，是否能摆出你想摆的姿势？

现在再看看你是否需要给这个地方设立一个边界，好让你感到绝对安全、可控制，不经你的允许，没有人可以进入这个地方。

你想要什么样的边界，篱笆、墙，或是有"魔法"的边界？可以是有形的，也可以是无形的……可以想象并调整，直到感觉足够安全。

现在问你自己，是否愿意邀请一个或多个你喜欢的生物进来陪你。不要让与你有关联的人进入。能进入的生物总是友好、仁慈、能为你提供帮助的。

当你构建完这个地方时，看看还有什么能让这个地方更安全、更舒适？

你在这个地方感觉如何？

你看到什么？听到什么？闻到什么？……皮肤感觉到什么？肌肉感觉到什么？呼吸的感觉？腹部的感觉？

现在如果一切觉得挺好了，你可以确定一个手势或姿势，以后只要摆出这个手势或姿势，就可以随时回到这个地方。你也可以给这个地方取个名字。试试这个姿势，想着这个名字，体验待在安全地的各种感觉。

有时候，或许你需要对这个地方的一些东西做调整，或者添加点什么，才能让这个地方更安全。所以要时不时地检查一下，密切留意。

现在可以用一些时间感受你在安全地的那种安全和舒适，然后，以你的方式、速度，带着全然的觉察回到这个房间，体会你双脚与地面接触的感受。

在你的内心世界寻找一个地方，

在那里你可以感觉到非常安全和舒适

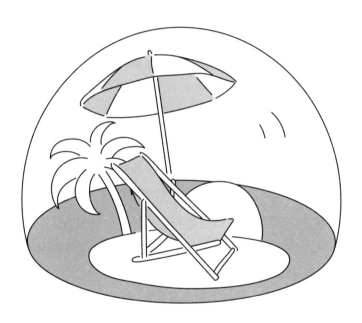

安全地技术

请来访者想象一个保险箱，以帮助来访者将现在暂时无法处理的一些负面事件打包封存在保险箱，后面再来处理。

请想象在你面前有一个保险箱，或者某个类似的东西。

现在请你仔细地看着这个保险箱：

它有多大（多高、多宽、多厚）？

它是用什么材料做的？

是什么颜色的（外面的，里面的）？

侧壁有多厚？

这个保险箱里面分了格还是没分格？

仔细关注保险箱，箱门好不好打开？开关箱门的时候有没有声音？

你会怎么关上它的门？钥匙是什么样的？

（必要时帮助想象：锁是用密码打开的，是转盘锁的还是同时有多种锁型）

当你看着这个保险箱，并试着关一关，你觉得它是否绝对牢靠？……如果不是，请你试着把它改装到百分之百可靠。也许你可以再检查一遍，看看你所选的材料是否正确，侧壁是否足够结实，锁是否足够牢固……

现在请打开你的保险箱，把所有给你带来压力的东西，统统装进去……

感觉（比如对死亡的恐惧）以及躯体不适（比如疼痛）：给这种感觉/躯体不适设定一个外形（比如巨人、章鱼、乌云、火球等），尽量使之变小，然后把它放进一个小盒子或类似的容器里，再锁进保险箱里。

念头：在想象中，将某种念头写在一张纸条上（比如用某种看不见的神奇墨水，人们只能用某种特殊的东西才能使之显形），将纸条放进一个信封封好。

图片：激发想象，必要时可以将其缩小、去除颜色、使之泛黄等，然后装进信封之类的，再放进保险箱。

内在电影：将相关内容设想为一盘电影录像带，必要时将之缩小、去除颜色、倒回到开始的地方，再把录像带放进保险箱。

声音：在想象中把相关的声音录制在磁带上，将音量调低，调回到磁带的起点，放进保险箱。

气味：比如将气味吸进一个瓶子，用软木塞塞好放进保险箱，再把保险箱锁好。

味觉：将不适的味觉翻译为某种颜色或形状，尽可能使之缩小，然后再放进一个可以密封的罐子或者一个装酱菜的玻璃瓶中。

锁好保险箱的门，想想看，你想把钥匙放在哪里？

请把保险箱放在你认为合适的地方，这地方不应该太近，而应该在你力所能及的范围里尽可能远一些，并且在想去的时候，比如以后什么时候想起再去看这些东西的时候，就可以去。原则上，所有的地方都是可以的，比如可以把保险箱发射到某个想象中的陌生的星球，或让它沉入想象中的海底等。

（改写自中国EMDR创伤治疗学组的培训材料）

将现在暂时无法处理的一些负面事件打包封存
在保险箱，后面再来处理

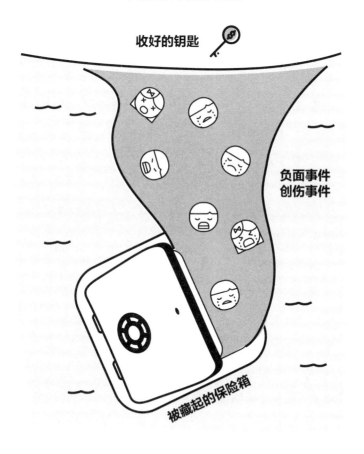

收好的钥匙

负面事件
创伤事件

被藏起的保险箱

保险箱技术

鹦鹉小姐依旧一边流泪，一边写下自己的大事记，那些有关亲密关系的事件一旦被触及，就让她伤心不已，但是鹦鹉小姐依旧完成了大事记，在鹦鹉小姐身上会看到人类在面对苦难时的那份勇敢。

以下便是鹦鹉小姐的大事记和人生线路图。

大事记

3岁，爸爸第一次带我去旅行。此后旅行成为生命中很重要的一部分，我充分地感受这个世界的美丽与美好。

7岁，目睹了流血事件。

10岁，老师对我特别好。

15岁，考上了当地最好的高中。

18岁，高考成绩非常好。

23岁，失恋。

24岁，遇到好朋友。

25岁，爷爷去世，我很哀伤。同年去了泰国旅行。

26岁，友谊带给我许多力量。

28岁，去韩国旅行。

29岁，离婚，被诊断出抑郁症。

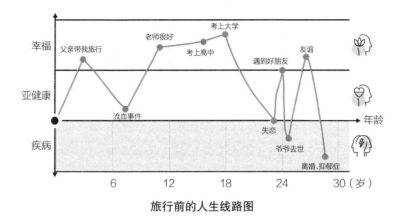

旅行前的人生线路图

在大事记完成之后，鹦鹉小姐将旅行的经历也加入人生线路图中。

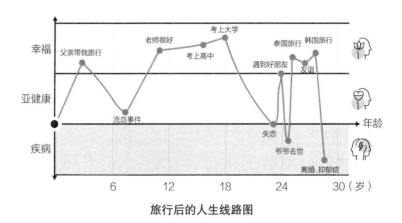

旅行后的人生线路图

将旅行加入人生线路图后，我们惊喜地发现，自己的人生中竟然多了那么多处于幸福的时刻。

鹦鹉小姐曾在自己的旅行日记中写道：

爷爷去世后，为了缓解自己内心的痛苦，我曾一个人去了泰国旅行，在路途中，有一次到了一个前不着村后不着店的位置，居然遇到一个路边摊，母女俩在制作某种绿色的饼，饥饿的我只想买一两个试试，但店主说是整袋售卖的，我不需要那么多，在我为难的时刻，店主送了一片给我，饼的味道我早已不记得，但想起泰国就会想起这一幕，感到在失去爷爷之后，自己冰冷的心再一次被温暖，每当想到台南地区的古早味和韩国的烤肉的味道，都感觉自己被当地的城市滋养着。

旅途中的美好记忆是天然带有画面感的，在记忆里的所见所感都牵动着我们此时此刻的心情，这些画面就是鹦鹉小姐自己所创建的积极记忆锚点。

正如我们所知，食物往往是我们记忆和情感的载体，萦绕在心头的一缕念想，台南古早味成了她记忆当中的味觉标签，这些都是旅行美食带给我们的愉悦和积极情绪（Positive Emotion）。

睹物思人，食物同样会勾起我们曾经经历的故事，许多旅途中看起来平淡无奇的相遇，都会让人在数年之后反复想起，才发现原来我们内在的某一部分被只有一面之缘的陌生人改变了。当我们离开熟悉的城市去选择流浪时，来自陌生人的任何一个善举，都会感动我们略显麻木的心，旅途里的陌生人最迷人，旅行中的人际关系（Relationship）也可以变成一道亮丽的风景。

在鹦鹉小姐最为难过之时，旅行好像一道光照亮了忧郁的心湖，当她真正踏上那一片土地时，她才知道此地便是心的疗愈之地，这也似乎成了旅行的意义（Meaning）。

旅行中的种种际遇，无论地点如何、时间如何，最重要的是我们曾经到过，心向往过，而这些星星点点的碎片便是我们人生中一部分的成就（Accomplishment）。

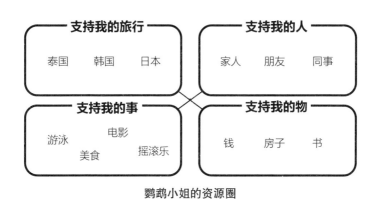

鹦鹉小姐的资源圈

但是，旅行只是我们生命中的一部分，并非全部，我们的生命中还有着其他许许多多值得尊重的地方，有爱我们的家人、朋友，有各种与"我"有关的物品，有我们热爱的职业、梦想、爱好等，而这些东西共同组成了我们的资源圈。

我们每个人都像是一个充满着各种资源的百宝箱。旅行，就像是《阿甘正传》的男主角阿甘手中的那盒巧克力，我们永远不知道下一块巧克力是什么味道。

除非你亲口品尝一下。

在绵羊先生心生感慨之时，鹦鹉小姐已经在开始规划自己的日本之行了。

（鹦鹉小姐从日本回来之后，带来了她画的旅行PERMA卡片，同时她在医生的指导下逐渐减少抗抑郁药的剂量，情绪的控制更加稳定。）

日本——PERMA旅行卡片	
P 积极情绪 POSITIVE EMOTION	做了什么事感受到了积极的情绪： 出发前还挺想将就地谈个恋爱的，旅行过程中， 似乎想明白了自己真的想要什么
E 投入 ENGAGEMENT	完成了什么挑战： 在奈良，与小鹿共度的时光 ——和动物相处无须语言，主要靠眼神
R 人际关系 RELATIONSHIP	旅行中发生了什么与人有关系的积极故事： 人们友善。有一次问路，正在工作的两位维修电梯的工作人员商量了片刻后，其中一位停下手中的工作，回到地面给我们指路。我们上错地铁，一位长者把我们送上对的地铁后，才又回到自己的列车上
M 意义 MEANING	有什么超越旅行本身的思考： 日本人的严谨和匠人精神，值得我们学习
A 成就 ACCOMPLISHMENT	实现了什么旅行目标： 吃到了天妇罗之神亲手做的炸物

第三章

旅行幸福感往往
与心流有关
（Engagement）

回归自然环境，会让我们进入心流体验中，我们开始探索心流产生的条件，与此同时，我们发现森林旅行对于身心的疗愈作用，若是学会心理放松的方法，将会在森林中实现心理减压，于是绵羊先生开启了两次短暂的城市逃离计划，以消除职业倦怠，获得心流体验，但我们也要知道心流和成瘾有着明显的区别。

1 回归自然带来的心流体验

在贯穿整本书的PERMA模型中，我们一直以来希望通过学习模型中各种元素，为我们的旅行填满色彩，我们渴望于一处山水清秀之地，洗涤烦躁的心灵，疗愈身心，我们更希望旅行成为我们幸福人生的一部分。

然而，个人的幸福仍需靠个人的修行和刻意的练习培养而得，于是能控制自我心灵者，其生活品质也有所提升。在旅行疗愈心理学中，能够获得心流体验的能力，便成了接近幸福的能力。因为在心流状态中，人可以体验到更多的积极情绪，比如愉悦和成就感。当我们长时间处于心流中时，我们对自己的生活也会更加满意，我们的自尊感会提升，于是我们因"心流"而感知到幸福。

他依稀记得在小学有过一段非常幸福的时光。在春夏交替之际，北方的农田里麦苗长成了齐人高的时候，地里一片绿油油的，风吹过时绿色的麦浪涌过。他最开心的事情是每日放学之后，将书包丢进家里，手牵着小白狗，喊上隔壁的小伙伴，一同跑到麦田里捉蚂蚱，白狗撒欢儿一般地跑进绿色麦田中，就像一颗起伏的白色鹅卵石在绿色的海里翻滚一样。

黑光从天边蔓延上来，农田旁的人家都点亮了灯，家的方向响起了"回家吃饭"的声音，依恋不舍的麦苗在风中摇曳……

每当记忆涌上心头，绵羊先生都会感觉到幸福，那段时光中，小孩子只是全神贯注于捉蚂蚱这件事情上，没有其他时间去思索与此不相干的事。

这就是绵羊先生最早的心流体验，相信每一个人都会有早年的心流体验。心流即做这件事本身已经带来了愉快的满足感，而不是为了其他目的。一个孩子的幸福感是简单的，是在专注于玩乐中产生的。

在积极心理学中，兴趣的产生往往与心流活动有关，兴趣激发了孩子探索环境的欲望，在"兴趣"的指引下选定目标，在追随目标的过程中获得了内在的秩序与成长的乐趣，这就是心流*带来的自我奖励。

心理学知识小卡片

★ 心流

心流之父米哈里·契克森米哈赖提出了"心流"的概念，同时研究出"心流"的特征：

（1）注意力集中，在心流中人的注意力是高度集中的；

（2）存在愿意为之付出的目标，目标是什么不重要，重要的是将注意力集中在目标上；

（3）及时回馈；

（4）全神贯注于此，忘记烦恼；

（5）达到忘我的状态。

米哈里·契克森米哈赖在《心流：最优体验心理学》这本书中说道："攀岩的神秘就在于攀登本身，你爬到岩顶时，虽然很高兴已大功告成，而实际上却盼望能继续向上攀登，永不停歇……只为了确认自己是一股心流。心流的目的就是持续不断地流动，不是为了到达山顶或乌托邦。它不是向上的动作，而是奔流不已；向上爬只是为了让流动继续。爬山除了爬山之外，没有别的理由，它完全是一种自我沟通。"

心流状态就好像是天人合一的状态，当人们全神贯注地投入某种活动中，会获得一种贯穿全身的感觉，这种感觉的流畅连贯就好像一股水流一样流过心间、全身。

心流便成了一种最佳投入状态，完成任务的挑战难度与个人的能力有直接关系。

我们不禁会问：究竟如何获得心流体验？我们将人们的常见行为模式，以个人技能和挑战难度两个纬度构成心流产生的四象限图，技能适中、挑战适中的理想区域就是心流产生的区域。

而当挑战的目标远远高于你的技能时，你会焦虑烦躁，

心流状态就好像是天人合一的状态，
这种感觉的流畅连贯就好像一股水流一样流过心间、全身

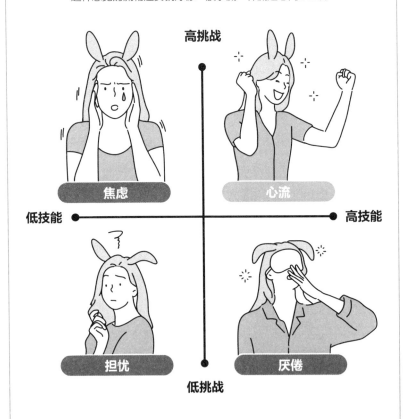

心流构成图

就比如让你和国际象棋冠军下象棋一样；若是你的技能远远高于你的挑战时，继续做这种活动，便会使你厌倦，就好像让你与新手下象棋一样；若是技能与挑战均处于低的状态，人的能量也会偏低，更会懒散地不愿做事，变成一副忧心忡忡的样子。

这里所言的"技能"，便是符合心流特征所具备的能力：对注意力的掌控、拥有目标感、对意识的控制等能力。

正如麦田所带给绵羊先生的心流体验一样，他相信，回归自然的旅行是一种技能适中、挑战适中的旅行方式。

人类千万年的进化告诫我们，我们需要回到森林，回到自然环境中，回归自然会给我们带来心流体验。

森林是相比于草原更丰富的生态系统，其结构、物种与功能更为复杂，最关键的是其中树木繁多，无论是生长在东北严寒地带的针叶林，还是生长在南方艳阳中的阔叶林，树木以身躯与土地相连接，涵养水源，净化空气，孕育生命。

为了写作《在西伯利亚森林中》这本书，法国作家、旅行家西尔万·泰松于2010年在贝加尔湖畔居住了6个月。[23]

书的前言这样写道：

"我曾向自己承诺，40岁前在森林深处过一段隐居生活。我在贝加尔湖畔雪松北岬的一座西伯利亚小木屋里居住了6个月，村庄在120公里以外，没有邻居，不通道路，偶尔有人造访。冬季，气温降至零下30摄氏度；夏季，熊在湖岸陡坡出没。

面朝湖泊和森林，注视着日子流逝。砍柴、钓鱼、做饭，大量阅读，在山间行走，在窗前喝伏特加。小屋是一个捕捉自然颤动瞬间的理想观测站。我经历的冬天，感受到了幸福和绝望，以及最终的平和。

在森林旅居的日子里，西尔万改变着自己意识的内涵，刻画了一段自我陶醉其中的心流景象。

外界事物因被我们感知而存在，我们通过触、嗅、听等方式记录着旅行的事情，西尔万将注意力集中在森林中生活，达到忘我的状态，他学会了掌控自己的意识，进入了他自己的心流之中，换来的是生命的平和。严寒森林对于人类的生存来说无疑是巨大的挑战，但在有理想的人眼中，自己回归原始人的生存模式，技能刚刚好足以应对这个挑战，6个月的森林生活带来了心流的幸福体验。

作为平常人，也许我们无法像西尔万一样为自己设置零下30摄氏度的生活挑战，但是，我们可以依据自己的能力选择散步旅行至附近的森林公园，去走一走、坐一坐，甚至我们可以四肢张开躺下来，或许不经意间我们会进入心流的状态，体验到幸福感。

在公园里，今年绽放的花和去年的花并不是同一朵，今天的你和昨天的你，也不是同一个人。

2 | 森林旅行的疗愈力量

河流旅行向导在科罗拉多河上，组织了多次长达14天的旅行，向导带着游客用木筏漂流，徒步穿越森林，在这趟旅行中，人们会放下头脑中烦琐的工作任务、家庭责任以及邮箱中满满的邮件，人们好像在这条河流中找到了原始的生活方式，森林流水解除了他们在城市生活的紧迫感。

这是自然中神奇的疗愈力量。

在日本，很早就出现了"森林浴"的疗养方式，人们进入森林中期望通过森林的环境帮助自己的身体和精神康复，从而改善与生活方式相关的健康问题。

日本人很早就学会了借助森林的力量来帮助人们疗愈，人们在森林中散步、静坐、下棋、品茶、食用营养均衡的当地食物，甚至可以泡一下天然温泉，而当人的全身器官都沉浸其中时，其压力激素水平必然有所下降。

有研究称，森林浴中的阳光和空气中的负氧离子可以缓解抑郁症状，大自然风景可以减缓人体的心率和血压。[24]

日本某医科大学的一个研究小组表示，森林中树木会释放植物激素和植物分子，其中的"脱氢表雄酮"有助于预防心脏病和肥胖，"脂联素"有助于预防动脉硬化。[25]

森林旅行，在生理层面可减少罹患心血管疾病风险。

同时，更多的研究指出，在森林中散步可以提高免疫系统的天然杀伤细胞水平，已知这些细胞具有抗病毒作用，而且在森林中徒步，能够降低炎性细胞因子的浓度，可以增强人的免疫力。[26]

森林除了具有疗愈我们身体的力量，同时能够疗愈我们的内心，让我们的内心重归平静。

一位婚姻家庭治疗师曾说过："自然对我的成长来说很重要，我选择重新回到自然的怀抱，因为我的工作接触了一些受害者，他们经历的创伤与虐待导致了严重的心理问题，但也同时侵染到我。后来，当我在家中的庭院里，每天在一棵大树下静坐冥想之后，我的精神能量又重新充满了。"

在现代生活中，几乎每个人都会诉说自己压力很大，无论从事何种职业，负性能量日渐积累，这样向下的力量会破坏自我成长的树苗。（还记得在第一章中我们提到过的生命就是一棵"小树苗"的比喻吗？）

绵羊先生在工作中开始遇到越来越多因为压力大而焦虑的人，他们很多人是公司里面的精英，但即使他们能力很强，也依旧在竞争中感到自尊受到伤害。绵羊先生曾经遇到一个中年男人，他本是公司里的中层管理者，在不惑之年感到自己的工作一成不变，毫无晋升的希望，同时家里的老人生病了，他多次因孩子的学业问题被请到学校，这些压力事件在同一时间出现，令他终日忙碌但也身心俱疲。

面对处于压力中的求助者，绵羊先生往往会说："去森林里走一走吧，要是有可能就把烦恼写在石头上，丢到河里去。"

当我们的情绪生病时，我们会变得郁郁寡欢、闷闷不乐，我们被无尽的无聊或无边际的电子化信息包围着，我们大多数人似乎忘了，我们是从自然而来，自然中并没有这些电子污染。

也许，我们可以再回到自然中去。

在人类进化的过程中，我们不仅是大自然的一部分，也同样依赖自然而活。当我们身处森林时，必须依靠自己的感官、直觉、知识和技能，去寻找食物、水源和安身的庇护所。

有时趁森林中雾气未散，听着有节奏的蛙鸣声，梳理着脑海中杂乱的想法，让心湖回归一片宁静。

在心理治疗领域，很早便有森林疗法（Forest Therapy）。森林疗法是一种基于实证研究的治疗方法，属于自然疗法的范畴，旨在通过沉浸于森林中以提升个体的身心功能。

森林疗法起源于日本森林浴，使用冥想、正念、瑜伽呼吸等心理学技术，使人降低压力激素，改善焦虑症状。

韩国的一项研究比较了"森林疗法"项目参与者与对照组（城市组）的生理和心理差异，结果发现前者的慢性疼痛和抑郁症状明显减轻了。

我国也有研究者以福州国家森林公园为例，调查了游客在公园游览中的偏好和习惯，分析其心境状况指标（POMS），结果显示选择在森林徒步的人，心境状态有所好转，情绪更稳定，压力得到缓解。研究者建议人们每周都进入森林里徒步。[27]

关于森林对于心理疾病疗愈的机制，有文献指出，森林活动可以：(1)减少人体产生应激激素；(2)增强副交感神经活动；(3)减弱交感神经活动；(4)降低血压和心率；(5)缓解心理紧张，增加活力；(6)提高免疫力；(7)增加体内抗癌蛋白的数量。[28]

在森林医学中，森林可以将社会环境、生态环境、人文环境等统一起来，为人体健康服务。在中国这样一个森林面积覆盖率越来越高的国家，人们可以结合森林中的树种、挥发性气体、气候等因素，从而设计出更符合城市居民疗养的基地，这将会是21世纪居民身心健康预防保健的一大进步。

正如《在西伯利亚森林中》所言："森林荫庇下的生活简缩为一些根本性的行为，从日常杂务中解放出来的时间被休憩、凝视和各种小幸福所占据。需要完成的事项减少了，读书、汲水、砍柴、写作和沏茶成为仪式，在城市中，每个动作的进程都得牺牲上千个其他行为。森林则将城市的分散休息行为集中了起来。"

我们在森林中旅行，重组我们的生活方式，重新看待我们的生命，我们会更加尊重自然，并以尊重的方式对待自己，那一刻我们收获的是内心盼望已久的小幸福。

这便是森林给予人类的馈赠：疗愈身心的力量。

森林是生命云集之所，又是没有喧嚣的世界，我们在森林的风景、绿色、土壤、动物的涵养中，沉浸在自己的情感与精神中，心流状态于此间产生。

3 | 旅行中的心理减压之术

生活中，我们会经常见到这样的对话场景：

"最近压力好大呀！"

"既然压力那么大，不如出去走走放松一下。"

"感觉工作不想做了。"

"去海边放松吧。"

"我最近失恋了。"

"不如去西藏旅游吧。"

……

无论是劝自己，还是劝别人，我们都似乎将旅行作为放松身心的良药。

可是，等我们旅途归来，一切问题都会迎刃而解吗？

不一定，有些人的确通过旅行实现了自我改变，但仍有些人会继续回到原有问题的旋涡中。

若是我们真的希望用旅行放松自己的身心，究竟要如何做呢？在旅行中是否真的存在一些真正的减压术呢？

艾林·卡格，人类历史上第一位征服南极、北极和珠峰的人，他是一位富有哲学思想的探险家，他在《安静》一书中写道：

"南极是我去过的最安静的地方，我孤身前往南极点，在广袤而单调的风景中，除了我自己弄出来的声音，没有任何人造的声音，独自一人行走在冰面上，深入无垠的白色王国，我能听到并感觉到安静。"[29]

当我停下来休息的时候，如果风不猛烈，就能体验到那种震耳欲聋的安静。我越来越关注我所在的世界，不被任何东西干扰，脑海中只有自己的想象和想法。未来不再重要，我也不再留恋过去。我体会到的是生命中的此刻，哲学家马丁·海德格尔说过，世界在你进入其中的时候就消失了。

旅行时，当你全身心地进入自己的生命中时，你甚至可能感觉不到自我的存在，那么你便进入了那个世界，全身心地进入旅行之地，我们会进入心流中，因为我们对所做的事太投入了，以至于放弃了自我意识，我们走出了自我的界限，开始跟广阔的自然融为一体。这是开始旅行减压的第一步，不再是你小小的身躯在承担压力，而是以更广阔的环境融合自我来应对。

在压力心理学中，"压力"的概念是个体生理和心理的唤醒，这种唤醒源于需求，而唤醒后你的心理和身体会同时发生变化。

但是，压力本身无所谓好坏，只是这种唤醒会使我们开始出现心理上的紧张和敏感，出现心率加快、血压上升及肌肉紧张等应激反应。

这些反应被称为"战或逃反应"★，是我们人类身上的本能所在。

心理学知识小卡片

★ 战或逃反应

战或逃反应由美国心理学家怀特·坎农提出，是指人类在面临危险时，机体产生一系列的神经和腺体反应，以做好战斗或逃跑的准备。

一个人无论是生活在学校、家庭还是社会中，总会面对接连不断的压力源，比如亲子关系、同伴关系、环境改变、工作烦恼、婚恋问题、生病或死亡等。

若是人们把经历当成有害之事，且无法用自身的心理资源应对压力源时，人便会烦恼，甚至产生抑郁或焦虑，这便是不良压力的表现。

所幸的是，在成长的过程中我们对压力源的诠释，也在发生着转变，我们的思维模式也在成长着，心智模型在不断地完善，功能越来越强大。在每次经历事情后如果能够突破自我的极限，完成挑战，实现自我的成长，那么这样的压力被称为积极压力。

比如当你为了追求一个有意义的目标或解决一个从未经历

过的困难时，你发现自己可以直面挑战，并满怀信心地接受挑战，完成了任务，突破了自我极限，于是人就可以实现压力下的成长。

我们在PERMA模型中加入了H（健康）元素，形成了PERMA+H大健康模式，这个模式可以帮助我们应对压力，尽大脑之所能，在一件事发生之后，以PERMA+H模式去分析、解构这件事，使用PERMA+H勾画出"幸福轮"，比如担心考试，可以使用幸福轮来评估你的状态。

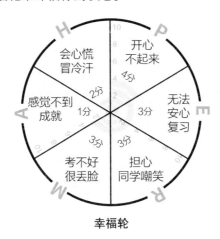

幸福轮

如果有机会，不妨以旅行作为切入点，或者选择到附近的森林公园中散步，思考一下这几个元素是否可以改变，又如何改变，再将改变之后的幸福轮画出来，与之前的幸福轮对比，思考有哪些积极的改变发生了。使用幸福轮评估当下状态，这是旅行减压的第二步。

积极心理学之父马丁·塞利格曼曾提出习得性乐观的概念，

即一种思维方式：将一个人的成功解释为内在的、永久性的和普遍的，而把一个人的失败解释为外在的、暂时的。

幸福轮的转动，需要我们有意识地控制自己对压力源的诠释。

在前面章节的"心流"构图中，我们知道，获得心流体验需将挑战和技能提升至较高水准。

然而，当挑战给我们带来无法应对的压力时，我们的思维往往被困其中，一时间无法应对，于是开始变得烦躁、焦虑不安。

那么，在旅行中学会缓解身体与心理的紧张，重新建立安全感和安定感，将会是旅行减压的第三步。放松疗法*则是心理减压之术的具体应用技巧，尤其适合在旅行中练习，无论是在海边，还是在薄雾缭绕的森林中。

> ### 心理学知识小卡片
> ★ 放松疗法
>
> 放松疗法是指按一定的练习程序，学习有意识地控制或调节自身的心理生理活动，以降低机体唤醒水平，使身心放松下来的治疗方法。

放松疗法中，有哪些技术可以用于旅行和生活中呢？

（1）渐进式肌肉放松*。

埃德蒙·雅各布森医生提出，当人产生焦虑思想时，其身体肌肉会不自主地绷紧，而肌肉紧张又会加剧焦虑。

"当一个人放松的时候，他是不会焦虑的。"

连续收缩与放松16组肌肉群，在不拉伤肌肉的前提下，尽量绷紧每一组肌肉群，坚持10秒后放松，放松10秒后再绷紧肌肉，要遵守的原则是：

规律练习20分钟；

在安静之地练习；

空腹；

舒服的姿势；

顺其自然；

专注当下；

注意力放在肌肉上。

心理学知识小卡片

★ 渐进式肌肉放松指导语

在安静的地方舒服地躺好，然后按照下面的步骤练习。

（1）做三次腹式深呼吸，呼气时要慢，边呼气边想象全身的紧张感开始从体内流走。

（2）攥紧拳头保持7—10秒，然后松开拳头15—20秒，以同样的时间间隔放松其他肌肉群。

（3）双手前臂抬起，前臂与上臂尽量靠拢，绷紧肱二头肌并保持，然后放松。

（4）双手手臂向外伸展至水平位置，伸肘，拉紧肱三头肌，保持，然后放松。

（5）尽量抬高眉毛，收缩前额肌肉，保持，然后放松，放松时想象前额肌肉慢慢舒展松弛。

（6）紧闭双眼，绷紧眼周肌肉，保持，然后放松，想象深度放松的感觉在眼睛周围蔓延。

（7）张大嘴巴，拉伸下颌关节周围的肌肉，绷紧下巴，保持，然后放松，张着嘴，让下巴自然放松。

（8）头向后仰，尽量靠向后背，收紧脖子后面的肌肉，专注于收紧颈部肌肉的动作，保持，然后放松，脖子后面的肌肉常处于紧张状态，所以最好做两次这样的收紧放松活动，注意做这一步时动作要轻，以免肌肉受伤。

（9）做几次深呼吸，注意感觉头部的重量。

（10）双肩同时最大限度地向上耸起，绷紧颈部的肌肉，保持，然后放松。

（11）双肩外展，尽量向背部中线靠拢，绷紧肩胛骨周边的肌肉，让肩胛处的肌肉保持紧绷，然后放松。

（12）深吸一口气，绷紧胸部肌肉，坚持10秒，然后慢慢呼气，想象胸部的过度紧张感随气息的呼出而流走。

（13）收腹，收紧腹部肌肉，保持，然后放松，想象一阵放松感遍及腹部。

（14）背部弓起，拉紧背部肌肉，保持，然后放松，如果下背疼痛可以省略这部分练习。

（15）收紧臀部，保持，然后放松，想象臀部肌肉慢慢放松。

（16）收缩大腿肌肉，保持，然后放松，感觉大腿肌肉完全舒展、放松，大腿肌肉与骨盆相连，所以收缩大腿肌肉时必须同时绷紧臀部。

（17）向自己的方向用力伸脚趾，绷紧小腿肌肉，保持，然后放松，做这个动作时要小心，以免抽筋。

（18）屈起脚趾，绷紧脚面，然后保持，放松。

（19）感觉一下自己的身体是否还紧张，仍感到紧张的部位，重复1—2次收缩—放松活动。

（20）现在，想象放松的感觉慢慢遍布你的全身，从头到脚逐渐渗透到每块肌肉。

摘自艾德蒙·伯恩《焦虑症与恐惧症手册》[30]

（2）腹式呼吸放松*。

无论是在冥想，还是在瑜伽中，呼吸方式都尤为重要。呼吸，也是放松的一把钥匙。

当我们深感压力、紧张时，呼吸多为浅而快的胸式呼吸，而这样的呼吸方式间接加剧了焦虑，然而，当我们有意识地将呼吸的位置放低到腹部，腹式呼吸将会使呼吸更充分，为我们提供更多的氧气，使我们身体的副交感神经兴奋，副交感神经系统便会使我们平静下来，同时腹式呼吸也会更容易地让我们体会到自己身心的交汇。

心理学知识小卡片

★ 腹式呼吸放松指导语

（1）感受此刻自己的紧张程度，将一只手放在腹部，也就是胸腔正下方的位置。

（2）慢慢深吸气，让气息通过鼻腔进入肺部底端，换句话说，吸气时要尽量让空气深入体内，如果用腹式呼吸，手应该会被腹部顶起，腹部凸起的过程中，胸腔应该只是微动。

（3）最大限度地将空气吸入体内之后，屏住呼吸片刻，然后慢慢将气呼出，呼气可以用鼻子，也可以用嘴，看个人喜好，注意呼气要彻底，呼气时要让全身放松。

（4）慢慢做10次腹式深呼吸，尽量保持呼吸平稳、均匀，不要大口吸气，也不要一下子将气呼出，吸气和呼气时慢慢从1数到4，这样可以让呼吸慢下来，数几次后就不用再数了，记得每次吸气后要屏住呼吸片刻。

（5）呼吸慢下来后，从20数到1，每数一个数，完成一个吸气—呼气过程，全过程如下：慢慢吸气，屏住呼吸，慢慢呼气，数到20，慢慢吸气，屏住呼吸，慢慢呼气，数到19，慢慢吸气，屏住呼吸，慢慢呼气，数到18，以此类推，如果练习过程中感到头晕，暂停15—20秒，用平常的方式呼吸，然后再继续练习。

（6）如果喜欢，可以延长练习2—3组腹式呼吸，记得每组练习从20数到1，有些人喜欢从1数到20，没问题，可以随意，5分钟的腹式呼吸可以显著减轻焦虑以及缓解惊恐发作初期症状。

摘自埃蒙德·伯恩《恐惧症与焦虑症》

（3）想象放松法*。

作家雨果曾言："诗人的两只眼睛，其一注视人类，其二注视大自然。他的前一只眼叫作观察，后一只眼称为想象。"

想象力是一种创造力，在想象中，我们可以用意识创造出我们想要的放松与平静之所。

正如前面所提到的安全地技术和创进积极记忆锚点的方法，想象放松法则是将两者合而为一。

闭合双眼，采用腹式呼吸，使自己进入一段平静的时光，从你的旅行记忆中找到一处景色宜人、平静祥和的地方，可以是蔚蓝的大海，也可以是溪水淌过的森林。

可以尝试令自己进入心流的状态，在呼吸中，用视觉、触觉、听觉、嗅觉等去感觉你所创造的平静之地。

如果可以，将你听到的、看到的、闻到的等一切脑海中的意象描写下来。

心理学知识小卡片

★ 想象放松法指导语

想象你走在森林深处的小路上，四周都是参天大树，松树、冷杉、红杉、橡树……试着想象你能看到这些大树，风吹过树梢发出呼呼的声音，让人感到心情平静，身心放松，你可以闻到森林厚重的湿气和泥土的味道以及新生幼苗和腐败树叶的味道，现在你看向树梢的方向，看到一片浅蓝色的天空，你看到红日当空，日光透过树冠洒在地上，形成斑驳的光影，你注视着这斑驳的光影，这个森林感觉像是一座远古的大教堂……

你内心平静，充满对生命的敬畏，可以听见远处湍急的水流声在森林里回荡。你越是靠近，声音越是响亮，很快，你就来到山边的溪水边，溪水清澈，闪着波光，想象自己坐在树下一块扁平的岩石上，或是躺在绿草如茵的山坡上，看见溪流湍急，冲刷着各种各样大大小小的岩石，这些岩石有褐色的、灰色的、白色的。你看见波光粼粼的溪水从岩石上面或旁边流过，形成或大或小的旋涡。潺潺的流水声宁静柔和，让你不知不觉间越来越放松，深深吸入一口新鲜的空气，然后呼气，森林里各种淡淡的气味让你感到神清气爽。你躺在柔软的草地上，躺在柔软的枯叶上，躺在散发着清香气味的松针上，释放了所有的压力和担忧……美丽的森林中各种景象、声音、气味，让心中充满深深的平静。

摘自艾德蒙·伯恩《焦虑症与恐惧症手册》

这三种放松术，也是心理医生在进行心理治疗过程中所常常使用的技术，以此帮助来访者放松身心，恢复平静。

有研究为探讨正念放松训练对主观幸福感及心理幸福感的影响，让实验组被试参加为期九周，每周五天，每天一次，每次三十分钟的正念放松训练，对照组不进行任何干预，研究发现，经常进行冥想的学生会更容易获得幸福感，对生活、友谊、家庭、环境满意度显著高于对照组的学生。[31]

我们总结一下，旅行减压的第一步就是选择适合旅行减

放松减压之法，
既可以在旅行中尝试，也可以作为日常的功课

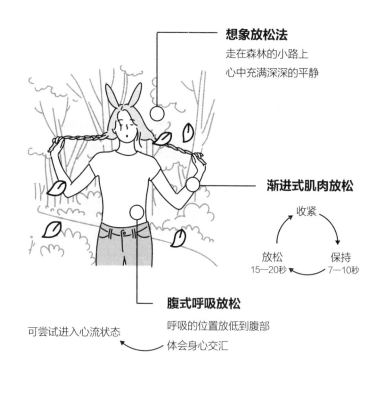

想象放松法

走在森林的小路上
心中充满深深的平静

渐进式肌肉放松

收紧

放松　　　　　保持
15—20秒　　　7—10秒

腹式呼吸放松

可尝试进入心流状态

呼吸的位置放低到腹部
体会身心交汇

放松技术

压放松的旅行地，比如森林或海边，全身心地进入旅行地；第二步是使用PERMA+H模型的"幸福轮"来评估自身的压力水平，比如在0—10分的压力值上，可以打几分评估自己；第三步是使用书中介绍的适合自己的放松疗法进行放松。

至此，期待那些希望旅行减压的人，真正地通过在旅行中练习这三步减压法以及三种放松术，缓解压力，回归平静心态。其实，在日本的森林疗养基地以及国内的森林疗养公园，都在使用一些方法助人减压，比如森林作业活动、生态旅游活动等，依托温泉、海滨、食疗而开发出一系列的预防保健旅游产品，来满足旅行者放松减压的内心需求。

旅行有别于我们的日常生活，却又是我们生命中的一部分。放松减压之法，既可以在旅行中尝试，也可以作为日常的功课。

4 短暂的城市逃离计划

绵羊先生还是一名住院医生的时候，曾在某教学医院工作，这座教学医院承载着整个城市的医疗救助任务。那个时候，绵羊先生需要每隔四天值一次夜班，而值夜班便是负责整个病区病人的生命安全，当时的心理压力和身体压力非常大，夜里经常出现需要抢救的情况，护士站的呼叫铃会一直响到黎明，有时刚爬上值班室的床，不到五分钟便被护士叫起，值班的夜晚，就是在床上连续不断地做"仰卧起坐"。

后来，绵羊先生暂时地结束了临床工作，但是他依旧会感觉整个人有种喘不过气的压力，城市里四周的高楼好像监牢一般困扰着内心，绵羊先生意识到自己的能量好像耗竭了。年轻的绵羊先生，只想要短暂地逃离医院，逃离这个城市。

在日头最盛的时候，绵羊先生徒步3小时进入了森林，他背上的包感觉越走越沉重，但却兴奋起来，路两旁的桂花飘来的香气，沁人心脾，他漫无目的地走着，没有计划，也没有病程需要记录。经过了一大片农田之后，终于找到了一处河岸延伸出来的湖心岛，岛不大，几十平方米的样子，岛上有几处还残留着篝火的痕迹，他打算在此处露营一夜，这里远离了城市的信息与纷扰。

落日的余晖照在劈砍下来的柴堆上，绵羊先生用鹅卵石围成一圈，外围铺上一层细沙做隔火带，用防风火柴点燃了一撮枯草，塞到木柴下方，用力吹气，火苗摇摇晃晃地越烧越旺盛，尽管周围的夜色已经开始渐渐升起。

看着火在燃烧，绵羊先生竟然开心地手舞足蹈。他从背包中翻出一块生牛肉，用刀切成一个个小块儿，穿在一条被扒光树皮的光溜溜的树枝上，撒上胡椒粉，双手在火焰上方不停地转动，这是今天的晚餐，虽然简单但却让人回到了原始的生存状态，绵羊先生内心充满感激和喜悦。这份喜悦是在全身心投入照顾自己的状态中所感受到的，原来医生也是人，也需要被好好地照顾。

那一夜，他吃到了最香的自制烤牛肉。晚餐完毕之后，一天的疲累如潮水般袭来。

将火源用沙土扑灭，在土堆上铺满干草，放上防潮垫，铺开睡袋，整个人钻进睡袋，可能不到十秒钟绵羊先生就睡着了。

第二天凌晨4点钟睁开眼的时候，绵羊先生竟不知身处何方，只是看到了夜空中一片璀璨的星辰，记忆在两秒钟内回来，原来自己在野外睡了一宿，摸出眼镜，他想清楚地看一看这夜空，绵羊先生至此好像还没有用过这种方式来观望星空，这里的星星比他以往任何时候所看到的都要亮，绵羊先生突然有些感谢这些大自然的馈赠，四周蛙叫声此起彼伏，他在森林里获得了安宁与平静，获得了一夜无梦的睡眠，他也知道那些焦虑与抢救的夜晚已经过去了。

就让它过去吧。

这是森林对于绵羊先生的疗愈。

人类的祖先从在野外群居生活方式辗转到在城镇，过着集体生活方式，这样的改变，也改变了我们的心理模式，默默地影响着我们的心理健康。

城市在无形中让人的心情变得更加浮躁，更加焦虑，挤在沙丁鱼罐头般的地铁车厢中的我们深有体会。

英国国王大学的心理学教授海伦·费希尔和美国杜克大学的心理学家坎迪斯·奥杰斯曾经做过一个令人惊讶的调查，

他们调查了2232对双胞胎，想要看一下，小时候在城市或者乡村环境下成长起来的双胞胎出现的心理问题是否一样。结果发现，在城市长大的孩子在12岁之后患各种心理疾病的比例是农村孩子的2倍以上，城市孩子可能会接触到更多负面的社会环境。[32]

其至有人提出"城市心理症"这样的概念，指居住在城市中的人受城市特殊环境或制度的影响而出现的人际关系方向的行为或心理的偏差，其与紧张、压力有关。

城市中焦虑的人们一茬又一茬不停出现。

城市焦虑症

太阳恍惚的眼神

在城市的轰鸣声

看不到太阳花的笑容

焦虑症开始蔓延

月亮匆匆的脚步

强迫症织出了硕大的白昼

扰乱了城市的神经

城市远离了

质朴的土地

闻不到芳香的思绪

成了冷血动物的竞技场

许多人住在虚幻的网里

勇气在鼠标点击中丧失

地铁面对隆隆的真实

穿梭在光明与黑暗中

堆砌的假山能否满足

人们登高的愿望

红色的岩石不堪重负

记忆中堆满了碎片

遗忘找不到回收站

　　——摘自时东兵诗集《三人行吟》[33]

　　在心理疾病的诊疗中，因焦虑的存在形式和程度不同，焦虑症的类型也有很多种。

　　人们因为各种各样的事而焦虑，会为未来焦虑，会为安全焦虑，会为工作焦虑，甚至有时没有缘由地焦虑，不清楚究竟为何而焦虑。

　　但是焦虑所带来的生理、心理以及行为的紊乱，却又实实在在地提醒着我们身体处于不健康的状态，在人生线路图中处于亚健康的状态。

　　焦虑令我们心慌、乏力、肌肉紧张、内心恐惧、惶惶不安，好像在告诉我们快点逃离这个环境。

　　其实，焦虑存在着一个不同程度的连续谱。[34]

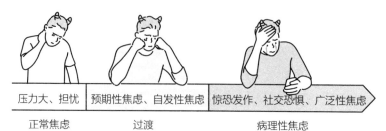

压力大、担忧	预期性焦虑、自发性焦虑	惊恐发作、社交恐惧、广泛性焦虑
正常焦虑	过渡	病理性焦虑

焦虑连续谱*

心理学知识小卡片

★ 自发性焦虑和预期性焦虑

　　自发性焦虑指突然出现的，与情景无关的焦虑，5分钟内达到高潮，之后逐渐减弱至消失。

　　预期性焦虑指担心面对某一特殊情景，比如害怕考试、害怕进地铁、害怕人群。

　　正如我们所知，焦虑可能有不同的原因，可能与遗传、环境、人际关系、家庭、个体信念等因素有关。

　　对焦虑症的治疗也有着许多方式，如通过使用抗焦虑药物治疗焦虑，也可以通过心理治疗学习放松疗法，或者改善自我的照顾方式等。

　　当然，也可通过旅行或森林疗法等方式来换一个外在环境以减轻焦虑，当我们觉察到焦虑情绪时，需要开启减压之旅，而若是焦虑的程度已经发展到病理性焦虑，那么我们最好去医院看心理医生。

日本东京农业大学上原严教授曾提出过"森林心理咨询"的概念，是一种心理咨询的方式，是将心理咨询室的咨询空间转换到森林中进行心理咨询而获得疗愈的方法。

上原严曾提出，与传统在密闭房间进行的心理咨询相比，森林咨询可以让人走出小空间，回归大自然，在绿树鸟鸣之中感受落叶的芳香，饱尝树木花草的颜色，体会林间微风，倾听小河流水声和自己内心的声音，体悟季节的变动，恢复生命力，产生对自己和世界的新目光。[35]

上原严曾经尝试过三种咨询方法：第一种，咨询师与来访者在森林散步，进行一般咨询；第二种，来访者独自一人漫步林间，记录下自己的思维和情绪；第三种，在森林中进行团体辅导。[36]

最为关键的是有越来越多的研究发现，森林徒步对于身体层面不仅可以改善高血压，预防糖尿病，还可以活化NK细胞的免疫功能，更能减少压力激素的分泌；对于心理层面，森林提供了一个新的疗愈空间。

我们因压力、焦虑而短暂地逃离日久生活的城市，待精神能量充满之后，再重新回到城市，以新的方式来面对生活与工作，是我们进行自我照顾、自我减压的不二之选。

森林中的徒步旅行满足了PERMA+H模式中的各种元素，画出幸福轮，也会是对城市逃离计划的最好总结。

5 | 旅行是对抗职业倦怠的良药

若工作成为一个人的全部，那么工作疲累后的职业倦怠（Burnout）*或早或晚都会出现。

在2019年5月的第72届世界卫生大会上，《国际疾病分类第十一次修订本》（International Classification of Diseases 11th Revision，ICD-11）正式提出将"职业倦怠"作为一种医学诊断。

工作在燃烧你的热情的同时，也燃烧了你的生命。工作重压之下，身心俱疲，能量耗尽。身体疲劳容易感知，但是心理疲倦未必容易觉察。我们的耗竭感就像一个时钟一样不停地积累着，世界心理治疗联盟前主席德国沃夫冈·森夫教授曾经用时钟的方式来表示我们在职业中心理耗竭的发展过程，称为心理耗竭时钟。*

心理学知识小卡片

★ 职业倦怠

职业倦怠有三种症状表现：

（1）对工作丧失热情，情感衰竭；

（2）工作态度消极，如教师会厌倦上课，医生会对病人态度恶劣；

（3）工作意义感下降，轻则迟到早退，重则打算跳槽、转行。

★

1点钟：我的状态还可以，我的精力充足。

2点钟：我会投入更多精力。

3点钟：忽略自己的心理需要。

4点钟：压抑内心冲突，感到有压力，但是会将压力压下去。

5点钟：对价值解释的改变、合理化，遇到麻烦，会找一些理由来合理化工作，说服自己坚持。

6点钟：越来越否认出现的问题，很多事件堆积起来。

7点钟：退缩、放弃，很多事不想做了，还想放弃。

8点钟：出现行为改变，开始消极对待事物。

9点钟：对自己的需要越来越没有感觉，对自己的人格和价值感觉到麻木。

10点钟：精神状态空缺。

11点钟：处于抑郁状态。

12点钟：心理能量耗竭。

当我们在工作中无法得到帮助也无法自助时，容易出现一种心理耗竭过程。工作一开始的时候，我们总是充满干劲，会努力拼搏，投入更多的精力和时间，随着工作技能的提升，我们可以应对一些工作中的挑战，也会产生心流的状态，那时个人的技能和应对挑战的难度是对等的，然而，若是我们面对的挑战越来越难，我们可能会忽略自己的心理需求来应对工作，慢慢地我们得

身体疲劳容易感知，但是心理疲倦未必容易觉察，
我们的耗竭感就像一个时钟一样不停地积累着

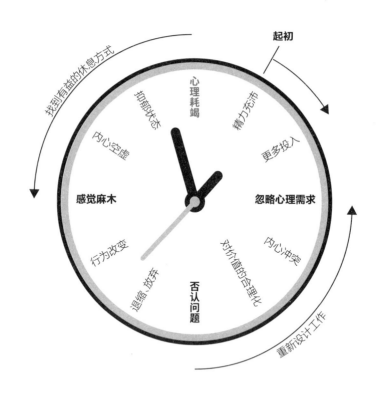

心理耗竭时钟

不到休息和恢复，但我们仍在坚持着，甚至用一些看似合理的理由说服自己继续下去，否认自己内心的劳累。

我们最好努力让自己的心理耗竭时钟不要超过6点钟：当你已经不想干的时候，可能就是需要求助的时候。身体的疲劳比较容易测量，但心理疲劳大家不容易觉察，当时钟指针超过3点钟的时候，内心的平衡就被打破了。

你可以看看自己在工作中到几点钟了。

我们每个人都希望从事一份自己喜爱的工作。于医学而言，每一名医学生刚刚成为一名医生时，都牢记着希波克拉底誓言，都是为了那一份救死扶伤的成就感而投身于医学事业之中。

奈何，医生这份职业注定不会轻松。繁重的医疗工作、看不完的病人、做不完的手术、写不完的病程记录、职业晋升的学术压力、病人的不理解、医患矛盾的日益升级，使"医生"这个角色更容易成为心理耗竭的人群。

卡莱尔曾言："找到性情相契的工作的人有福了，这是人生在世所能祈求的最大福佑。"

米哈里·契克森米哈赖也认为，一个人若能在工作中找到心流，便具备了改善生活品质的机会。

事实上，工作时我们会全神贯注，将挑战与技能相配合，且有掌控感和满足感，在工作中能体验到心流的机会是我们看电视时的4倍，这也是为什么神经外科医生在完成一项数小时高难度脑部肿瘤切除术之后会获得成就感，这是心流的奖赏。

面对可能出现的职业倦怠，我们需要重新设计工作，以及找到有益的休息方式。

按照心流出现的条件，重新设计工作的目标，将工作变成像游戏一样，有适度的挑战，目标明确，有即时的反馈，当然工作的乐趣也会更多。

在绵羊先生成为一名医生之后，他见到了许许多多的心理疾病，也听到过许许多多的故事，在心理诊室里，基本上每隔一段时间就要补充一包纸巾，因为来访者有太多的眼泪需要擦掉。

所以，有时绵羊先生也会有能量耗尽的感觉。于是，绵羊先生准备了第二次短暂的逃离城市计划。

他在城市的边缘找到了这样一处符合修身养息的森林——森林植物园，而且在园中还藏着一座气势恢宏的寺庙。于某日清晨时，绵羊先生朝着那片森林，开启了徒步环湖之旅。

植物园东临梧桐山，西临水库，其中保存的植物有8000多种，而且上山步道修得整整齐齐。着一身轻装的绵羊先生，走在步道上时竟会不自主地加快步伐，欢乐地跑上一小段路。远远地望去，湖水之上碧波荡漾，猛吸一口略显潮湿的空气，神清气爽。各类珍稀的树木环绕在山上，伸出手掌轻轻地拂过那一棵棵不同名字的树，耳边吹过风声，那是树的语言。

一条从山涧而出的溪流被一片竹林环绕，水清澈见底，在山石之间蜿蜒流淌，水流声丝丝流过心间，让人欣喜而放松。

林中寺内香火旺盛，不时有人跪拜上香，绵羊先生心想："不知大家是否像我一样，所求即安宁。"

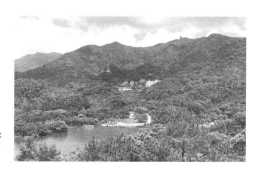

一座寺庙被森林所
环绕着

寺内有一座万佛殿，供养着一万尊琉璃药师佛，每一尊佛安住在一个佛龛内，走入佛殿，人们自左向右绕行，双手合十。许多尊药师佛由希望保平安的百姓家供养着。绵羊先生脚步缓慢，一尊一尊看过去，突然他驻足看向一个似乎与周围药师佛像不一样的药师佛像，想到佛语有言，"药师佛行菩萨道时，曾发十二大愿，愿为众生解除疾苦，使具足诸根，导入解脱"。

绵羊先生头脑中思绪盘旋，"消除人间疾苦，那不就与医生这份职业的功能相似"。

此次独自徒步上山，绵羊先生本欲放松身心，在做心理医生的这段时间里，他自己投入了大量的精力，难免会受到病人情绪的侵染，每日面对着负性的能量导致心理能量枯竭。而此时此刻，当他站在这一尊似乎不太一样的药师佛面前时，有一个声音在心中想起——"除一切众生病，令身心安乐"。即治病救人，是令人欢喜的事情，是值得追求的事情。

绵羊先生深吸一口气，双手合十，鞠躬。自己所做之事，便是感动自己之事，每个人其实都有疗愈自己的责任，旅行是在自我照料，旅行是对抗职业倦怠的良药。

森林徒步——PERMA旅行卡片	
P 积极情绪 POSITIVE EMOTION	做了什么事感受到了积极的情绪： 到森林深处非常放松
E 投入 ENGAGEMENT	完成了什么挑战： 进入弘法寺，止语，尊重宗教制度，在万佛殿感动
R 人际关系 RELATIONSHIP	旅行中发生了什么与人有关系的积极故事： 助人、自助
M 意义 MEANING	有什么超越旅行本身的思考： 重拾工作的意义感
A 成就 ACCOMPLISHMENT	实现了什么旅行目标： 疗愈了工作倦怠

森林徒步——PERMA旅行卡片

6 山峦、骑行、民宿、漂流与热气球——旅行的幸福体验

生活本身很苦，我们在生活中追求的便是简单的幸福，幸福这一复杂的事物并非从天而降，而是需要人们去创造的。古人的诗词多因山水而触发灵感，于山水之中寄托情志忧思，在静穆幽深的山谷中，流淌着空灵悠远的溪水，一簇竹排在蓑衣老翁的竹篙下徐徐向前，脱离尘世之桎梏。

旅行幸福感大都是来自旅行的体验。在旅行中我们所见的一草一木，所闻的一言一行，所经历的旅行故事，都拓展了我们的世界观，于是我们进入其中会发现，原来世界已然改变。

绵羊先生在6月里的某一天探访了山清、水秀、峰奇之地——阳朔。

绵羊先生与兔子小姐于清晨之际便背起背包从火车站出发，路程不算远，到了火车上的绵羊先生依旧像往常旅行一样快速地进入假寐状态。迷迷糊糊中他听到了车厢的广播："紧急寻医，13号车厢有旅客突发不适，请列车上是医生的旅客到13号车厢。"

仿佛是夜班时被护士站的报警声惊醒一样，绵羊先生下意识地站了起来，跟一脸困惑的兔子小姐说了一声"我去看一下"，

便穿越车厢，奔赴现场。这已经是绵羊先生第三次在火车上遇到寻医的情景了，好在遇到的情况都不太复杂：第一次是一个小孩发烧，第二次是一个少女被鱼刺卡到喉咙，而这一次是一个中年人肾结石发作。原本中年人就要回老家去做肾结石手术，绵羊先生看了中年人的就诊病历，检查了他的生命体征，发现他的心跳、呼吸、血压等体征都很平稳，安慰他这种疼痛是阵发性的，几杯热水喝下去之后，他的疼痛感也开始慢慢地得到了缓解。

这算是旅途中的小插曲吧，医生的职业身份像是已经刻在了绵羊先生的生命里一样，尽管他知道作为一名心理医生，提供的帮助可能有限，但仍旧会满怀普世救人之心去做这样的事，这就是这份职业所赋予绵羊先生的意义（Meaning）。

旅行刚刚开始，他们的心情也因这样的插曲而开始愉悦起来（Positive Emotion）。

刚到阳朔，灰蒙蒙的雨雾蔓延上来，周围的一片是绿色的山峦，层峦叠嶂，郁郁葱葱，按照原定的计划，绵羊先生与兔子小姐在县城的一户朴素的大爷那里租了一辆电动车。刚刚下过一阵雨，很多旅客漫步在小镇，绵羊先生打算骑行上路，去探寻阳朔在地图上的景点。

绵羊先生眼前掠过一抹抹山色，他心若止水，于是开始品味古人寄情山水的那份幸福感，人置身于山水之间，或多或少有一丝希望在心中滋生，希望生命的美好停留在此刻

（这就是心流状态）。

旅行地往往是文化的载体，无论饮食习惯，抑或民风民俗均为当地文化特征显现，而下榻处更是文化聚集之地。我们到异地旅行，体验了一方天地的文化，使我们生活的现实世界、意义世界皆有所变化，其中情与景、人与物、历史与现在、主人与旅客在变化着，文化符号在彼此的碰撞中表达出了生命的自由形态。

除此之外，旅行在绵羊先生看来是一项追求德行的生活方式。旅行生活也可以是优雅的，一处富有当地文化特色又干净整洁的暂时居所，对于安定旅途中的人尤为合适。

第二天，在遇龙河的竹筏上，人们并排而坐，绵羊先生身后是船夫大哥，他以一根细长的竹竿撑船，船平稳地前行，两岸杂草丛生，远近未见人烟。山因水而秀美，水因山而灵动。在山水之间，人好像更容易忘记自己的烦恼，河水深不见底，漂流途中经过数个落差1米左右的台阶，这里河水湍急，但船只每次都在船夫大哥娴熟的技术下安全漂过，绵羊先生受惊吓的表情与船夫的悠然自得有着鲜明对比。

竹筏漂流于旅人来说是未知的挑战，在船夫眼中却是日常工作，身在其中体验到的惊险与安全，是旅行中幸福体验之所在。

人对于外界的认识、感知会随着认知水平以及所处环境的变化而变化，人会评判一种事物，而评判的尺度就是人的感知。

旅行的幸福只有置身于其中获得心流体验的人才会感知到。

社会心理学家利昂·费斯廷格提出了社会比较理论[*]，也慢慢渗透到了人们对幸福的思考中，我们的幸福程度受到我们对自己和自己所处环境的评价的影响，这种评价既包括与我们自己的近期环境相比较，也包括与别人的环境相比较。我们羡慕别人的旅行，也在旅行中被别人羡慕。

心理学知识小卡片

★ 社会比较理论

社会比较理论是由美国社会心理学家利昂·费斯廷格在1954年提出来的，是指每个个体在缺乏客观事实的情况下，利用他人作为比较的尺度，来进行自我评价。社会比较理论解释了人们为什么会模仿传媒中的偶像，社会比较可以为个体提高自信心，并且成为合理自我完善的基础。

简单来说，社会比较是为了自我评价和自我进步。

首先，旅行是一个人在有钱和有时间的基础上发生的活动，本身就是生活水平提升的象征，而在旅行中PERMA等元素的实现，帮助我们达到了多种需求的满足，人在情感、关系以及意义感上面实现了自己与自己近期处境的一个社会比较，旅行之后自己对自己的评价和定位会有所改变。

《列子·天瑞》中有一则故事：孔子游于太山，见荣启期行乎郕之野，鹿裘带索，鼓琴而歌。孔子问曰："先生所以乐，何也?"对曰:"吾乐甚多:天生万物,唯人为贵,而吾得为人,是一乐也;男女之别,男尊女卑,故以男为贵,吾既得为男矣,是二乐也;人生有不见日月,不免襁褓者,吾既已行年九十矣,是三乐也。贫者士之常也,死者人之终也,处常得终,当何忧哉?"孔子曰:"善乎?能自宽者也。"

"能自宽者"即在比较中善于自我调节的人,也是心理弹性大的人,这类人可以根据经历变化适时地改变自己的认知。

在积极心理学中,"能自宽者"亦是指高自尊个性的人,自尊是一个人对自我价值的评判,自尊*是人们应对生活挑战的技能,是实现心流状态的技能前提。

心理学知识小卡片

★ 自尊

在纳撒尼尔·布兰登的理论中,自尊由两个部分组成:价值感和能力感。

自尊有三个阶段:

第一种是依赖型自尊,由他人的表扬或认同而产生的自尊,价值感由他人决定,是与他人相比当中产生的能力感。

第二种是独立型自尊,跟他人的评价无关,由自我认知决定价值感,在自我的比较中产生的能力感。

第三种是无条件型自尊,自然的存在感,充分自信,无关乎比较。[37]

从依赖型自尊发展到独立型自尊,再到无条件型自尊,是一个渐进的阶段模型。

　　而在这三者之中，通过第一阶段的自尊能达到第二阶段的自尊，通过第二阶段的自尊能达到第三阶段的自尊，当然也可能出现三种层次的自尊共存，只是三者所占比重不同。

　　自尊作为一种获得幸福感的技能，需要与挑战相适应，在挑战等级不断提升的同时，也要提升专业技能，在旅行疗愈心理学中，提升自尊的一种方式就是去冒险，迎接挑战，去尝试，旅行为你提供了这样的机会去有意识地提升自尊感。

　　在旅行中学会观察和培养独立型自尊尤为重要，因为我们在日常生活中，已经在无穷尽的绩效考核、家长里短、买房买车的讨论中饱受依赖型自尊的苦恼（在依赖型自尊中，我们往往会与周围的人进行比较，比如我们会认为自己没有别人有钱，没有别人长得帅）。

　　有意识地自我挑战，设置高难度的目标，是达到心流体验的方法，也是提升独立型自尊的方式。在高自尊水平上获得心流体验，呈现在马斯洛需求层次的金字塔上，就是自我实现这一核心需求。

　　旅行疗愈心理学中，有计划地"冒险"，突破自我，提升自尊，获得心流非常重要。对于绵羊先生来说，在尼泊尔旅行时他们第一次体验热气球升空，也是一次挑战。

　　热气球的安全性还算可靠，但是当人们跨进热气球下的吊篮升空之时，还是会紧张不已，尤其是当头顶的加热器向上喷出火舌的时候，绵羊先生会感觉头顶上像是顶了一个大火炉一般，看到地面的人越来越像一个小黑点，而远处的山被水雾所阻挡，视线受阻之后，人的恐惧感会随着热气球的上升而上升，升到最适合的高度后，热气球悬于空中，绵羊先生战战兢兢地在空中"一览众山小"。

每一次旅行的经历都是一场自我的探索之旅，人生路漫漫，自己见证自己的进步与成长将会是一件多么美妙的事情。无论是在大山中骑行，还是在河中漂流或乘坐热气球，这些都只是旅行中的"意象"，只是这些意象给绵羊先生带来了心流感受，感受到了旅行的幸福，而对于其他人来说，旅行中也一定有着不同的心流"意象"，将它们回忆出来，总结出来并学习，是旅行疗愈心理学的重要一课。

7 │ 心流与成瘾的区别

在绵羊先生的诊室里，几乎每隔一段时间，就会有焦急的父母替他们的子女前来挂号，一问才知道，原来是父母看到自己的孩子沉迷于手机游戏而前来咨询，几乎所有的父母最后都会问："医生，我的孩子玩手机成瘾了，要怎么办才好？"

绵羊先生会说道："首先，我们需要搞清楚我们的孩子是真的成瘾吗，如果是的话，又是哪一种类型呢？"

"孩子一天使用多长时间的手机才算是成瘾呢？家长对此的

管理方式是什么样子呢？作为家长本身，又是否能合理地使用手机呢？"

因为手机成瘾的问题，有时已经不再是孩子一个人的问题，更有可能是亲子关系问题的反映，只是从限制使用手机的角度入手，往往并不能解决问题，我们作为家长更需要清楚其中的原理，比如究竟什么是成瘾，以及人为什么会成瘾，我们需要帮助孩子重新建立健康的心流活动来替代成瘾行为。

当一个人全部心神投入一项行为活动时，就无暇关注过去与未来，这时"自我"也就会消失，即心流活动可能会变为成瘾行为，比如药物成瘾、游戏成瘾、酒精成瘾或者性成瘾。尤其是对于心智尚在发育中且自控力不强的孩子来说，手机更像是潘多拉的魔盒。

我们需要从定义上区别心流与成瘾。

心流是目标明确，通过应对挑战而全神贯注，自我感和时间感发生变化，人可以在其中获得及时反馈的活动。

成瘾是指人对某类事物或东西或行为的依赖达成了一定的程度，一旦停止或减少使用某种东西或行为就会产生不适，为了避免这种不适而强迫性地继续使用，即明知有害却无法自控。

我在《不焦虑不抑郁手册》一书中，提到了有关药物成瘾和酒精成瘾的机制以及相关的治疗方法。

在2019年，世界卫生组织通过的《国际疾病分类第十一次修订本》（ICD-11）已正式通过了"游戏成瘾"*的疾病诊断。

★ 游戏成瘾

　　这是游戏成瘾首次被纳入其中，在ICD-11中"游戏成瘾"被描述为：

　　（1）无法控制地打游戏。

　　（2）游戏作为生活中的优先考虑。

　　（3）即使产生了负面影响，但仍然继续玩游戏，后果足以导致在个人、家庭、社交、教育、职场等方面遭受严重损害。

　　游戏行为通常明显持续了至少12个月。

　　原本，游戏是被人们开发出来，以供人们娱乐休闲的工具，但是任何事物过犹不及，游戏一旦成瘾，将会成为一种精神疾病。

　　成瘾的机制又是什么呢？

　　20世纪50年代，加拿大麦吉尔大学心理学家詹姆斯·奥尔兹设计了一项著名的上瘾实验，他以大鼠为实验对象，将一根小探针埋入大鼠的大脑中，在笼子里有一根金属棒连接探针，一旦大鼠压下金属棒，探针就会用电刺激大鼠的大脑。在实验过程中，他发现大鼠在12个小时内压下了7000多次金属棒，变得兴奋不已，甚至不吃不喝，只是不停地按压金属棒，直至力竭而亡。[38]

　　大鼠被电刺激的那部分就是"快感中枢"，电流刺激大脑与向大脑注射多巴胺类的物质的效果是一样的，都启动了大脑的奖赏机制，这也是行为成瘾的原始机制。

多巴胺是一种与欣快、兴奋有关的神经递质，当人们在感觉到幸福快乐时，大脑相关的奖赏通路就会释放兴奋电信号，从而释放出大量的多巴胺，但是一般情况下，这些多巴胺都会被代谢掉（被细胞重吸收），然而有些成瘾物质会阻断多巴胺重新吸收，于是导致多巴胺堆积，在大量的多巴胺刺激下人就会产生欣快感。

人类的奖赏机制是人类生存和繁衍的手段，因为寻求快乐本就是物种延续的反馈，比如饮食是满足机体营养的手段，性爱是满足种族繁衍的手段，这一切都是人类基因所控制的。

我们在自然规则下享受生理乐趣，本无可厚非，然而我们首先要学会用意识成为自己的主人，而不是任由其发展。

但是"性成瘾"诊断还是出现在ICD-11中，"性成瘾"以"强迫性性行为障碍"[★]定义。

心理学知识小卡片

★ 强迫性性行为障碍

强迫性性行为障碍是指患者存在持久且强烈的、无法控制的重复出现的性冲动，并出现重复的性行为，病程持续至少6个月，对患者的社会功能、个人家庭造成了明显的痛苦或损害。

享乐并不能带来幸福的生活品质，自主地控制意识才能提高生活品质，而心流的体验是不断完善自我控制的过程。这是一种畅爽的感觉，你在不断发挥潜力，直至筋疲力尽，但回首观望时，却无比满足。

深沉的幸福源于严格的自律。

除了游戏成瘾、性成瘾以外，手机成瘾好像也无须说更多的数据和案例了，现在大多数人每天在看手机上花费的时间大于4个小时，我们已经成了那种不带手机而无法如厕的新人类。[39]

人们逐渐变成了那种睡前不玩手机的失眠者，我们一边喊着失眠却又一边望着手机的亮光，殊不知，手机的蓝光会抑制我们大脑松果体对褪黑素的分泌，褪黑素便是令我们入眠的关键激素。

全球首个关于手机对睡眠和情绪影响的大规模前瞻性队列研究成果发表在睡眠医学顶级期刊 *Sleep* 上，张斌教授团队研究发现：1.过度使用手机，本身就已经占用了原有的睡眠时间，减少了睡眠时间；2.手机内容会引起兴奋，增加了觉醒程度；3.夜晚手机屏幕光线会抑制体内褪黑素的正常分泌导致入睡困难。[40]

我们有些家长为了让孩子能在吃饭的时候安静下来，会让三岁左右的孩子一边吃饭一边看iPad播放的动画片，很多时候，孩子会沉浸在动画片中，一旦停止播放，孩子会更加哭闹，就像成瘾的戒断症状一样，于是很多游戏软件对于青少年玩家设置了限制，但这并不能遏制孩子们寻求再次刺激大脑而出现的烦躁情绪。

媒体化时代，从文字到图片、视频等，都让人们容易沉浸其中，那些视频全方位地刺激我们的感觉器官和大脑皮层，让我们可以舒舒服服地留在别人设计好的内容中，成为别人的流量。

无论是各种游戏、公众号还是商品平台，都在做着同样一件事，那就是减少人们自主思考的能力，让人们流连忘返，沉迷于其中，这是成瘾行为的泛化而已，只不过这些东西被披上了一层美化的外衣。

但是要记得，心流是源于自我控制的创造。这种体验往往需要更多的努力，当心流的事物令你开始上瘾时，你就需要警惕了，当成瘾令你受到伤害时，你就需要停下来。

任何美好的事物，一旦过分地追求反而受其所累。

在追求心流体验的时候，我们需要为自己设置边界，在欲望和幸福之间，需要我们多做思考，在培养孩子时，就需要在一开始让孩子自己对电子产品设置界限，父母与孩子一同探索新的心流活动，比如露营旅行等。

《论语·季氏》中有一段话："君子有三戒；少之时，血气未定，戒之在色；及其壮也，血气方刚，戒之在斗；及其老也，血气既衰，戒之在得。"

君子须自律，方得以修身养性，以成大器，绝非玩物丧志，或沉湎于酒色。自律与否是心流与成瘾最大的区别。

第四章

旅行中如何培育
亲密关系
（Relationship）

我们每个人的一生，都是存在于关系中。我们从出现在世间，便开始在原生家庭中成长，与父母之间的关系也将决定我们童年的幸福感。慢慢地，我们开始成长为一个翩翩少年，与朋友建立友谊，这就是社交关系。等到我们成年之后，会遇到心爱之人，开始发展亲密关系。后来我们也有了孩子，以父母的身份与子女建立亲子关系，在亲子互动中形成了自己的教养风格。关系伴随我们的成长，也随时牵动着我们的喜怒哀乐，而旅行在维持和培育我们的关系中一直扮演着重要的角色。

1 ｜ 有关爱的童年旅行

绵羊先生还是一个孩子的时候，曾与妈妈有过一次旅行，而那次旅行的情景，在多年以后还会偶尔地出现在梦境中，而绵羊先生总会眼眶湿润地醒来，起身坐在床边，让那股悲伤的情感静默地退潮。

那次旅行是绵羊妈妈的公司组织的团体爬山活动，绵羊先生从小晕车，坐车到达山脚下的时候已经晕头转向。母亲拉着他跟着上山的人群向上爬去，那个时候的山路步道并不完整，还存在着许多岔路口，恢复力气的绵羊先生一马当先地跑在了人群的最前面，跟着母亲公司里面的几个年轻小伙一起向上爬，但当绵羊先生回头想向母亲炫耀自己的高超爬山技巧时，母亲的身影却不在后面的人群当中，原来绵羊先生跟着前面的人爬到了另外的一条岔路上。虽然当时绵羊先生知道，最终他会与母亲在山顶碰面，但依旧充满了分离焦虑，在崎岖的山路上绵羊先生用了当时最快的速度向前赶路，终于在中午时分赶到了山顶，见到了绵羊妈妈，那种重新回到妈妈怀抱的感觉，令他平静而安心。

原本绵羊先生以为，这次旅行会随着时间而忘却，却没想到在他成年之后，又一次出现在梦境中，甚至在梦境中他依旧是那个与母亲走丢的小小少年的模样，内心会泛起淡淡悲伤与难过。

那次旅行并没有令绵羊先生愉快，反而使他充满了诡异的悲伤。绵羊先生知道这是因为自他毕业之后，在遥远的南方城市工作，之后很少会回到北方的小城镇去看望母亲，绵羊先生分析梦境中的悲伤是乡愁，是思亲之情。梦中的那次旅行于绵羊先生来说代表着对母爱的追逐，这是童年依恋创伤在成年期的显现。即使我们已经长大成人，内心依旧会重回最初受创伤的地方。

绵羊先生曾问过许多来访者："在你的人生中给予你最大的支持的人或者物是什么？"

许许多多的人会说：父母是他们最大的支持。

是的，父母一直是我们人生资源圈中最大的一项资源，血浓于水的亲情支持着人们。

我们小的时候总会有那么一次跟随父母亲外出旅行的经历，也许经历只存在于记忆深处，但每当我们回想时，便能够回忆起父母在旅行中给予的爱。

每一个人从呱呱坠地开始，便不再是单独的个体，我们生活在一个最基本的社会关系单元当中，它就是家庭。

家庭在我们生命最初期是至关重要的，我们在什么样的环境中出生、成长，将决定着最初建立安全感的模式。

我们每个人的一生中大多会存在两个家庭：一个是原生家庭，即我们从出生到成年后离开的家庭，比如我们作为子女与父母所组成的家庭。另一个是再生家庭，即我们成年后新成立的家庭，即我们与伴侣及子女共同组成的家庭。

当今，在出现心理问题之后，越来越多的人将其归罪于自己的原生家庭，但是也许这样做并不能改变什么。更重要的是，很多人完全不知道，原生家庭会继续影响着再生家庭的结构，这种影响是在无声无息中进行的。

心理学家阿德勒曾将我们在成长过程中所呈现的应对环境的方式称为"生活模式"，而我们生命早期的生活模式，也大多是从家庭中模仿学习而来的。父母则是我们学习和模仿的对象，至此之后，我们的童年经验将会影响一生。

美国心理学会前任会长亨利·哈洛曾做过一个饱受争议的实验，叫"恒河猴"实验，以证明母爱对孩子的意义。在实验中，实验人员用假猴子代替母猴，其中一只假猴子用铁丝做成，称为"铁丝妈妈"，身上有奶瓶，小猴子可以随时从它身上获得奶水，另一只假猴子是用柔软的绒布做成的，身上没有奶瓶，称为"绒布妈妈"。

实验结果显示，所有参加实验的小猴子只有在饥饿时才会去找"铁丝妈妈"吃奶，除此之外的时间，他们都趴在"绒布妈妈"的怀里，尤其是感到危险时，小猴子更会紧紧地抱住"绒布妈妈"，而这些没有与真正的母猴子有过接触的小猴子长大后，无法与其他的猴子交往，而母亲的抚摸对于孩子的成长更为重要。

心理学家勒内·斯皮茨曾研究过一些从一出生就遭到抛弃的婴儿。他发现，婴儿即使满足了基本的生理需求，如果在抚养中没有得到养育者的抚摸和拥抱，那么长大后同样会变得孤僻，智力也会发展得很慢。在PERMA的幸福理论当中，R代表的是人际关系，是带来幸福感的元素之一。而我们所有人的人际关系的模式，都来自童年与父母的关系，而母婴关系是人际关系的原型，依恋便产生于养育者和孩子之间。★

心理学知识小卡片

★ 依恋理论

英国精神病学家约翰·鲍尔比曾提出依恋理论，认为依恋是一种婴儿和其照顾者（通常是母亲）之间存在的一种特殊的感情关系。依恋产生于婴儿与父母的互动之中，是一种情感联结。[41]

心理学家玛丽·安斯沃斯完善了依恋体系。她将儿童与其照顾者置于一个新的情景当中，然后照料者离开，之后回来，据此评估儿童的行为反应，将依恋分为三类。

安全型依恋：这类儿童与母亲在一起时能够舒心地玩玩具，并不一直依恋母亲，当母亲离开时，儿童会不开心，但当母亲回来后，会立即与母亲接触，可以平静下来玩耍。安全型依恋始于能给予温暖、支持的父母，父母可以回应孩子的需求。

不安全一回避型依恋：这类儿童在母亲离开时并不忧虑，母亲回来也不予理睬，会表现出忽视或逃避。当孩子在童年期的大部分需求得不到父母的回应时，孩子会出现情感分离。

不安全一反抗型/矛盾型依恋：这类儿童会对母亲离去表达强烈的反抗，母亲回来后，会表现出反抗，甚至会发脾气、不再玩耍。父母非持续性地回应孩子的需求时，会让孩子发展这种依恋以获得关爱。

我们在生命的最初时期，与母亲建立的关系将会影响到我们今后如何与他人建立关系。安全型依恋会帮助我们建立安全感，当形成安全型依恋时，我们会觉得与人相爱是舒服的、安全的。而不安全型依恋可能会让我们在未来产生关系问题、情绪紊乱甚至心理疾病。

而这种童年期的依恋创伤模式在人们进入成年期之后依旧持续，让人们无法与他人形成稳定、安全的人际关系，可能需要重新学习人与人之间的连接的能力。对于已成为父母的成年人，了解自己对孩子的养育方式，将会是非常重要的。

在旅行疗愈心理学中，我们通过旅行学习圈改变着应对世界的方法论。那么，旅行对于养育我们的下一代，培养孩子的世界观是否同样有价值呢？

这些年亲子旅游日益增多，各种各样的旅游乐园对于孩子玩游戏的需要有了极大的满足，孩子们对于野营、户外活动也充满着好奇，而在旅行当中的亲子教育也是帮助孩子建立安全型依恋的方法。

带着孩子去旅行，尤其怀抱一两岁的孩子去旅行，对于我们大多数成年人而言是不敢想象的，孩子那么小，万一生病了怎么办？孩子路上换尿布怎么办？孩子哭闹怎么办？

尚未出行，成年人心态已崩。

绵羊先生曾经在一次旅行当中，见到了不一样的亲子互动。列车上有一家三口外出旅行，孩子三四岁的样子，车厢里已经没有座位了，孩子在车厢里站了一会儿，似乎有些累了，发出了有些烦躁的哼唧声音，他的妈妈站在身后，看到了孩子的不舒服，轻轻地蹲下身子，边抚摸孩子的背，边凑到孩子的耳边说"我拿出一个玩具给你玩，但是你要站直哦，我们马上就到了哦"，语气轻柔而充满了爱意。

绵羊先生觉得自己看到了最好的旅行教育——关注而满足孩子的需求。

带着孩子去一个陌生的地方旅行，本身的确充满了挑战，但也创造了一家人待在一起的机会，毕竟在城市工作的新生代父母们与孩子相处的时光十分有限，这样一次亲子旅行的机会，不单单可以让父母了解孩子的成长状态，还可以寓教于自然。在遇到问题时，尝试以家庭的方式共同努力去解决，可以帮助孩子形成安全型依恋，为孩子一生的幸福感的追求埋下种子。

因为儿童在旅行、生活、学习中，通过与父母和生命中其他的重要人物进行交流与互动，从而建立的良好的亲子关系是形成安全型依恋的重要部分。

将爱带入旅行中，让我们深深地知道自己值得被爱。

2 ）带着同理心去旅行

在异地旅行时，绵羊先生参观了当地大学医学院附属精神医学部。作为一名心理医生，绵羊先生希望多花一些时间来了解一下不同地区的精神医学模式，对绵羊先生来说，这次旅行颇有游学的意味。

无奈的是，他们在那个医院里面不认识任何人，也不可能挂一个精神科的号去看病，毕竟医疗资源已经非常紧缺，不宜浪费。于是绵羊先生打算先绕医院逛一圈，在转到临床心理科门诊时，在候诊室外的大厅里向接待的护士表明了自己的来意，询问他们的心理治疗师是否可以和自己聊上几分钟，于是被安排在接待大厅中等待。

在这个时候，有一位头发花白的老奶奶走上前来，说道："你好，很抱歉，刚刚听你讲你是心理医生对吗？"

"是的。"绵羊先生回答。

"我可以请教你一个问题吗？"

"您想问什么呢？"

"你知道什么是镜像神经元*吗？"

绵羊先生感到很诧异，心想这么专业的医学名词，这个老人家怎么会知道。

但是，绵羊先生还是将他所知道的内容告诉了她。

心理学知识小卡片

★ 镜像神经元

镜像神经元是一种神奇的神经细胞，功能就是反映他人的行为，使人们学会从简单模仿到更复杂的模仿。这些细胞能够像照镜子一样，通过内部模仿从而找到被模仿者动作行为的意义，简单来说，镜像神经元是人模仿和学习的生物学基础。而镜像神经元是同理心产生的生物学基础，是我们共情他人的先天素质，共情即理解他人的经历，并相应地做出回应的能力。

老人家十分感谢绵羊先生，绵羊先生也顺利地见到了当地的一位颇为资深的治疗师，大概聊了10多分钟就不得不中断对话，因为治疗师马上要接待下一位来访者。

这一段旅行中的片段让绵羊先生对镜像神经元这一神经细胞印象深刻，而人们依靠这类神经细胞，来实现模仿和对别人感同身受，以此与他人建立积极的关系。

我们在时间维度上体验着不同的经历，比如吃饭、上学、绘画、交朋友、做作业，当然也包括去旅行。这些体验让我们成长为一个独特的人，而在这个过程中，从叫第一声爸爸妈妈再到自然地说出："这是我的小汽车，你不许动。"孩子在不断地学习，不断地进步，也慢慢地勾勒出清晰的自我概念。这就是前面所讲的"心智模型"形成的过程。

认知心理学家乌尔里克·奈塞尔曾经提出五个"自我"的层面：生态自我、人际自我、随着时间延续的自我、概念自我、私人自我。[42]

而其中最重要的便是"人际自我"，"人际自我"的关键是同理心，源于一种想象自己身处于他人境地的能力，在生活中我们称之为"换位思考"，指站在对方的立场设身处地的思考方式，在人际关系当中体会他人的情绪与想法。而镜像神经元是人们建立人际自我的生物学基础。

同理心会成为PERMA模型中人际关系元素（R）的一把钥匙。有同理心的旅行故事可以更好地帮助我们建构"人际自我"。

共情和同理心是心理医生的一项基本技能，甚至可以说是一项基本素养。

当一个失恋者来到诊室里面，梨花带雨地诉说着自己失恋的过程时，我们不单单要知道她失恋了这件事，更重要的是需要感受到失恋给她带来的痛苦与伤害，同时理解和回应她的痛苦。

但是同理心并不是同情心。

同理心是对他人不幸产生共鸣的情感，是将你自己的脚放在别人的鞋子里去感同身受，是理解他人。

同情心是对他人处境产生的情感表达，是用你自己的判断力去看待他人、安慰他人。

在前面所讲的幸福2.0理论——PERMA模型当中，我们知道实现幸福需要与他人建立积极和谐的人际关系（Relationship）。

为什么积极人际关系对我们的幸福如此重要？

在名为 *What Makes a Good Life* 的TED演讲中，有一位学者介绍了一个关于幸福的研究项目，是由哈佛大学开展的史上对成人发展研究最长的一个研究项目，这个项目从1938年开始，他们跟踪记录了724个男性从少年到老年时期的生活、工作、健康状况、精神状态等。研究结果发现，良好的人际关系可以使我们更加快乐和健康，因为温暖有爱的人际关系可以形成良好的应对模式来适应生活的变化。

在人际关系领域，同理心是实现人际和谐的关键，正所谓"己所不欲，勿施于人"。在人际交往中，若是能够感同身受地体会对方的状态，可以让我们更加自如地与他人相处。

在某次旅行的途中，在地铁车厢里，由于久坐，绵羊先生不自觉地伸了一下懒腰，却不小心绊倒了路过的一个小男孩。这个七八岁的孩子立马停了下来，在绵羊先生说对不起之前对其说道："叔叔，对不起，我妨碍到您了。"绵羊先生竟不知所措起来。

而在地铁上下车的过程中，等待上车的人只有在最后一个乘客下车后，才会有序上车，基本看不到下车通道被堵的状况。这样有序的场景，令绵羊先生在旅行中体验到人际和谐之所在：人与人之间的和谐礼让，彼此心怀一份同理心，社会幸福感便会呈现出来。

这与我们在以往生活中看到的熊孩子的表现截然不同，但是，熊孩子并不是从一出生就是熊孩子，只是熊孩子的父母可能并没有认识到自己究竟要培养什么样的孩子。

孩子有时会听你的话，并不一定是你的话有道理，而是你令他感受到与你有连接，这就需要彼此用同理心相待。

孩子不听话时，你是否会蹲下来，站在孩子的处境和视角去考虑问题？在要求孩子不要沉迷于手机时，自己是否做到了呢？

若是我们将同理心法则*用在自己为人处世的策略里，会帮助我们减少大部分人际关系方面的困扰，若是还能以此教育我们的后代，他们将会变得更加善良和幸福。

心理学知识小卡片

★ 同理心法则

（1）我们如何对待他人，他人便会如何对待我们；

（2）希望他人能理解我们，我们也需要学习理解他人；

（3）我们只能改变自己，不能改变别人；

（4）真诚待人，才能有真情回报。

我们的大脑神经细胞具有可塑性，当我们尝试使用同理心与人交往时，在一定程度上也在重塑我们的脑细胞。

在旅行中，绵羊先生经常会有意无意地停下来，尝试着去观察不同地区人的行为方式，他看到了许多人性中的优点、美德与品质，这样的场景往往会令人充满感动：也许是今生不再相见的陌生人的问候，也许是异国他乡听到的琴声。

请尝试着倾听自己内在的声音——能够体会别人感受的声音。旅途中遇到不一样的人，试试站在那个人的视角，去看一看这个全新的世界。

我们感受到新奇的体验时，会让我们平淡如水的生活泛起一朵浪花，让我们去重新关注原本生活中的细节，我们的眼睛、耳朵会比平时更加敏锐，对于他人的感受也会更加具有同理心。

从旅行中学习到同理心，再将同理心带到旅行中，与他人善意相处（R），改变的是我们的旅行幸福感。

3 | 在旅行中学习经营爱情的技术

爱情自有一套法则，婚姻作为幸福生活的一部分载体，在现代社会中也发生着变化。有人会结婚，当然也会有人离婚，那么为什么结婚的人会选择离婚呢？

于是，有人开始研究婚姻，希望寻找到婚姻幸福的奥秘。心理学家约翰·戈特曼，用其一生的精力对几千对夫妻进行了研究，实验内容是让一对夫妻进入访谈室，让他们进行15分钟的交谈。研究人员观察并分析他们交谈时的表情、肢体动作，监测他们的血压、心率等，以此来预测这对夫妻最终是会离婚，还是会保持婚姻，其预测的准确率高达94%。[43]

那么，这个研究发现了什么呢？

研究发现，若是夫妻想要维持一段健康的关系，他们之间的积极交流与消极交流的比例要达到5：1；若是比例接近1：1，夫妻双方有很大的可能是会离婚的。

婚姻之中争吵在所难免，但若是积极的交流远多于消极的交流，人们依旧可以维持婚姻，而且积极的交流可以帮助人们找到婚姻当中的幸福感。

在积极心理学中，若是能够将PERMA模型用于婚姻方面，画出婚姻"幸福轮"，那么，婚姻也将会成为我们最大的支持资源。

那么，如何实现婚姻家庭生活的积极交流与消极交流的比例达到5：1呢？

综合旅行疗愈心理学和积极心理学的理论，我们有三个心理学技术可以使用：

第一个技术是在旅行中学习欣赏技术。第一步就是与伴侣尝试在旅行中创造一个相互欣赏的氛围。学习同理心法则，在旅行中使用共情式的倾听，让彼此进入可以相互理解的新的空间——区别于日常生活的新空间。在那里，因旅行地点的差异，伴侣双方允许对方不完美，比如可以在旅行前约定：彼此每日真诚地赞赏对方的一个优点。旅行给了双方一个机会去尝试重新审视亲密关系，把人与人之间表层的连接发展到对一个人完全的理解和接纳。接纳人的不完美和局限，接纳对方也接纳自己。

旅行中，因为彼此的需求有所不同，选择当然也会有不同。绵羊先生和兔子小姐有时也会因为想要去体验的内容不同而有所争吵，于是就会使本来美好的旅行变得意兴阑珊。不过绵羊先生和兔子小姐最后决定要学会用欣赏的眼光看待彼此的退让：在旅行一开始表达各自的需求，若是自己的需求在旅途中被对方满足了，就要奖励对方一个大大的拥抱。

彼此欣赏的第二步，就是减少蔑视感的产生，有时一个小小的蔑视眼神的出现，可能就会毁了一顿美妙的下午茶。在旅途中约定：彼此有意控制微表情，不再表达蔑视。

伴侣之间刚开始在一起时，一定是相互欣赏，不会有蔑视对方的情况存在（如果有，那是很难在一起的）。然而，任何一段亲密关系的发展都会从"完美理想阶段"进入"相对嫌弃阶段"。这是因为激情在退潮，而开始嫌弃对方。我们往往看到伴侣身上的缺点，然而我们看到的伴侣身上的缺点极有可能是我们自己内心缺失所投射出来的。投射到伴侣身上的其实是我们自己身上的脆弱。

然后，有些人为了回到"完美理想阶段"，便想要放弃这段亲密关系，来开启新的关系，可是若人们在"相互嫌弃阶段"投入一些觉察与宽容，伴侣双方会进入亲密关系的第三个阶段——"整合的爱阶段"，那是减少蔑视，接纳全部的"好"与"不好"的阶段。

在旅行中兔子小姐一般不喜欢带沉重的行李，但是她又会有许多东西需要在旅行当中用到。于是，在每一次绵羊先生主动承担所有行李时，兔子小姐都会手舞足蹈地说道："哇，好棒啊，绵羊先生，你真是大力士，怎么会有这么大的力气？"而当下次绵羊先生将自己健身的成果告诉兔子小姐时，兔子小姐都会兴奋地讲道："原来，力气是通过辛苦锻炼出来的，既让身体健康，又可以在旅行当中搬行李，你真是机智。"

　　健身这件事本是绵羊先生自己的事情，但是兔子小姐的反馈，让绵羊先生更愿意付出时间和精力在这件事上。这就是我们所要说的第二个技术，叫作积极回应技术。⭐

　　在伴侣尝试与你分享积极的事情时，要给予对方积极主动的反馈，以培养出积极的关系。这也是上一篇所提到的同理心反应，当他热情地诉说时，你要热情地反馈同时问出具体的建设性问题，最后学会"旧事重提"，让积极的情绪围绕在亲密关系中。

> **心理学知识小卡片**
>
> ⭐ 积极回应技术的练习指导
>
> 　　第一，保持目光对视，表示对所说内容很感兴趣。
> 　　第二，微笑诉说，将事情用自己的话重复一遍。
> 　　第三，积极肯定这件事，比如"你做得太棒了"。
> 　　第四，每周尝试1—2次。

　　于是，健身成了绵羊先生的积极事件，兔子小姐看到了健身对于绵羊先生的意义，对此给出反馈和回应，彼此之间，就

同理心是对他人的不幸产生共鸣的情感，
是将你自己的脚放在别人的鞋子里去感同身受，是理解他人

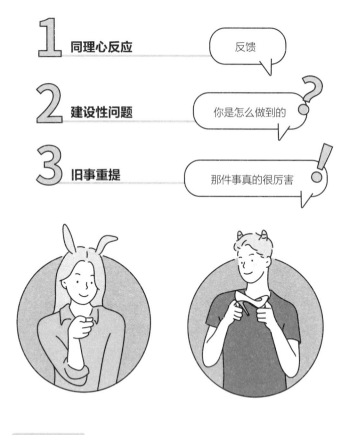

1 同理心反应   反馈

2 建设性问题   你是怎么做到的

3 旧事重提   那件事真的很厉害

同理心技术

在这件事情上得到了积极的回应。

第三个心理学技术是观察技术，这是最简单的技术，你只需要从生活中找出那么一对你认为感情非常好的夫妻，多花些时间与他们待在一起，观察他们之间维系感情的行为方式，甚至你可以直接询问他们婚姻幸福的秘诀是什么。

绵羊先生的老师是一位大学教授，老师的婚姻走过了"珍珠婚"，其中绵羊先生所观察和学习到的一个小细节就是，老师在众人每次聚餐时都会突然来一句"各位，不好意思，我要给我的老婆夹个菜"，于是在大家的注视下真的夹了菜。老师的爱人也会很开心地接受，于是绵羊先生也在餐桌上开始学习使用这项技术。

在爱情中旅行，在旅行中相爱，人与人的亲密关系会经历一个特定的阶段而慢慢地趋于稳定，我们都渴望爱情的幸福，但是这种幸福更需要经营，更需要懂得心理学上的知识和技巧，学习爱情的技能会显得更加重要。伴侣双方会在经营亲密关系的道路上一波三折，其中遇到的冲突和矛盾必不可少，但也有办法让人可以看到爱情的整体。

然而，虽然学习了那么多技术，绵羊先生却在婚前出现了焦虑。

婚前焦虑，即对于自身及配偶所形成关系的担忧和顾虑，害怕和担心婚姻及家庭的压力。

于是，绵羊先生打算用一次旅行来疗愈内心对新婚的焦虑。

于是，他们开启了南纬8度——巴厘岛旅拍自由行。

在热带的赤道附近，能够浸泡在无边泳池里晒太阳，无疑是休闲旅行中最舒服的状态，偌大的泳池，只有绵羊先生与兔子小姐两个人在享受着，兔子小姐斜躺在泳池边的躺椅上，悠闲地翻看着刚刚完成的婚纱照。而绵羊先生则戴上泳镜，潜入三米深的深水池中，随着身体缓缓地向下沉，周围的一切被水所充斥，世界的声音消失了，池底只有他自己的心跳在扑通扑通地发出声响，脑子里却清静空明。

PERMA模型中的每一个元素都留在了绵羊先生的记忆深处，都在脑海中变成了一种颜色，有红色的热情、有黄色的忘我、有橙色的温暖、有蓝色的平静、有绿色的流畅……旅行幸福变成了一道彩虹。绵羊先生知道岸上坐着一个将要成为他妻子的人，这样快乐的时光若能持续下去，也许会是个不错的选择。

旅行中新的场域氛围，为检验两个人的亲密关系提供了一次机会，在爱情中，除了激情与亲密，"承诺"代表着你愿意与此人在接下来的日子里彼此扶持。这样激情，亲密和承诺就构成了爱情的三角形*。

有精神分析学家曾言，当我们还在母体的子宫里时，我们作为胎儿体验到了与母亲融为一体的感觉，那种感觉代表了安全与舒适，而在我们出生后，可能在一生中都在寻找那源自生命初期的融合体验。当爱情浓烈时，我们甚至会感觉到自我的世界被拓宽了，这就是一种相互融合的体验，在泳池的那个午后，绵羊先生体验到了那股爱意融合的愉快。

心理学知识小卡片

★ 爱情三角形理论

心理学家阿瑟·阿伦曾提出了爱情的自我拓展理论，是指人们试图通过爱情来拓展自己。远古时期部落当中的女士往往会选择强壮的配偶，其目的是使后代获得支持和生存的概率更大。

爱情心理学家罗伯特·斯滕伯格曾提出了经典的爱情三角形理论，认为爱情由三个部分所组成。

（1）激情，外表吸引力或浪漫的力量；

（2）亲密，彼此的亲近感；

（3）承诺，开始一段关系和维持这段关系的决定。[44]

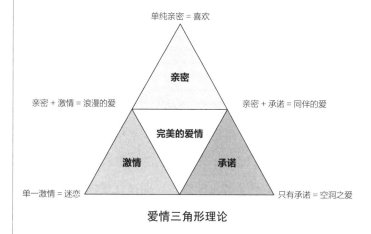

爱情三角形理论

这三种成分不同的组合构成了不同的爱情模式。激情之爱，让人们一开始彼此有好感，希望与对方接近，甚至会尝试变成对方希望的模样；亲密之爱，让陷入爱河的人们不仅有说不完的话，身体会不断靠近，牵手、拥抱、接吻；承诺之爱，让爱情私有化，彼此忠诚相待，相互扶持。

可能很多夫妇并不知道爱情三角形理论，但他们仍旧拥有幸福的婚姻，他们在原生家庭那里接受了潜移默化的影响，之后他们在自己的婚姻中实践。毕竟，爱情在爱情理论出现之前很久就已经出现了。

4 亲子旅行中的优势教养

根据同程旅行发布的《中国居民亲子旅行消费报告2020》，亲子旅行逐渐成了我国居民家庭的"刚需"，多集中于4—12岁孩子的家庭当中。

亲子旅行被越来越多的父母所认同，因为这不单单是丰富孩子经历的机会，同时也是培育孩子优势的机会。

我们外出旅行，是为了体悟生活的美好、自由与欢乐。旅行是一种体验式的感受和生活方式，而在儿童时期，孩子们的大脑神经系统也处于快速发展的时期，我们带着孩子去旅行不是为了提高成绩，而是为了给孩子提供身心愉悦的机会，让他可以以独立个体的身份去探索旅行地的新环境，去体验与自己居住社区周围不一样的文化，而这也是孩子开启未来无限可能的第一步。我们肯定也会记得自己小时候曾经经历过的那些愉快旅行。

小朋友总是怀着"十万个为什么"，任何能激起他们好奇心的事物，都会令他们不停地追问"为什么"，这时就需要父母不断地学习，以帮助孩子回答问题。在旅途中的问题同样激发了父母的学习体验，而父母与孩子之间的对话，也会成为一段段亲子教育。父母在满足孩子的情感需求的同时令孩子感受到了爱和安全，这是旅行当中帮助孩子建立的。

在临床工作中，绵羊先生曾经诊疗过一个27岁的男性强迫症患者，他的父母对他非常溺爱，在他上大学的时期，他的母亲因为怕他在宿舍生活不习惯，就搬到了学校附近来照顾他的饮食起居，甚至到了27岁的时候，他还要跟母亲睡在一张床上才可以安心地入眠，这种家庭中的亲子关系就存在一定的问题，孩子的独立性受到了很大的破坏。

而在亲子旅行过程中，父母若是可以帮助孩子形成安全型的依恋关系，无疑对孩子的独立性形成会有很大的帮助。比如教孩子逐渐学会独立进食，在家长的支持下，尝试与陌生人交流等，每一个孩子都会有灵性地快速成长，帮助孩子成为他自己，也是父母修行的一堂课。

等到孩子年龄大一些的时候，我们与孩子一同商量要去旅行的地方，可以由孩子来计划外出旅行的一部分内容，可以由孩子自己选择外出希望穿的衣服和鞋子。这样也可以逐渐培养他的自我管理能力。而且通过学习PERMA模型，父母可以带领孩子一起来画出彩色的旅行幸福轮以促进亲子关系。

美国生态伦理学之父奥尔多·利奥波德曾言："你应该和一条不愿在大海中失去自由的河流一起旅行。"

我们的孩子不应该是工厂流水线生产出来的模板化的个体。

我们的孩子可以接受多样化的文化教育，可以去体验世界的不同精彩，可以去旅行、去思考、去尝试不同的生活方式。

读万卷书，或行万里路，在书中看世间景物，在路上思考对自然之敬畏。

在积极心理学中，提到了人格优势价值实践（Values in Action Classification of Strength，VIA）的说法，提出了获得幸福的6种美德与24种品格优势，其中好奇心就是智慧与知识一类的认知优势。每一种品格优势都是人类普遍具有的。

在积极心理学中，关注优势和人类美德的发挥，是获得幸福的核心，其中以培养人们的6种美德和24种品格优势为目标：

1.智慧：创造力，好奇心，开放性思维，学习力，洞察力；

2.勇气：真诚，勇敢，毅力，热忱；

3.仁爱：善良，爱与被爱的能力，社交；

4.正义：公平，领导力，合作；

5.自制：宽恕，谦虚，谨慎，自控；

6.超然：欣赏，感恩，希望，幽默，信仰。

父母完全可以将这些词语制作成卡片，随身携带，以帮助自己随时发现孩子的优势。

澳大利亚墨尔本大学积极心理学中心的创始主任莉·沃特斯提出了对孩子的优势教养，以鼓励父母发挥孩子的核心优势，发展他们的长处，实现他们更优质的成长。

优势教养是指培养孩子表现突出，并经常愿意表现的方面。

莉·沃特斯教授在心理健康方面的研究当中，认为最好的教育方式是培育孩子的两种非常重要的心理品质：其一是乐观，拥有乐观品质的孩子，可以让他为自己创造出积极向上的未来；其二是坚韧，拥有坚韧品质的孩子，在面对人生道路上的挫折时，可以重新振作，不怕失败。[45]

我们可以将乐观解释为心理弹性，将坚韧解释为心理韧性，具有这种优势品质的孩子，他的心理健康的程度会更高，在遭遇创伤的时候，患上心理疾病的可能性会更小，也就是说优势品质提升了孩子的心理免疫力。

然而，我们的眼中往往看到的都是孩子身上表现出来的缺点，曾经绵羊先生在学校给父母授课时，经常会给在座的父母做一个测试："请用5分钟写下你孩子的10个优势（优点）。"

大多数父母会写下3—4个优势，很少有父母会写到8个以上优势，甚至有些父母认为他们的孩子1个优势也没有，有的只是"罄竹难书"的缺点。

之后，绵羊先生会给出一组成绩单："假设你的孩子放学回家后，给你看他的期中考试成绩单：语文91分，数学90分，自然科学100分，英语60分，那么你作为父母，会怎么做呢？"

科目	语文	数学	自然科学	英语
成绩/分	91	90	100	60

很多家长会脱口而出："英语怎么才考了60分，你平时不学习英语吗？"甚至有些家长说："已经准备好了扫帚要开打了或者准备给孩子报一个英语辅导班啦。"

然而，对于孩子来说，什么样的方式才是最有利于他成长的呢？

其实，在心理学上，这种关注缺点的偏见是人的自动"选择性注意"，它是指人把注意力放在某一件事情上，而忽视其余的事情。

这种注意方式其实是我们人类大脑进化后的结果，通过关注系统内的缺点，以期使用简化的方式来完善系统，从而帮助我们高效地生存和生活。

然而，这种"选择性注意"却造成了负面的偏见，让我们的处事方式处于应激的状态，所以这样对待孩子时，反而会让孩子同样进入紧张应激中，更为糟糕的是，孩子可能会学习父母对待自己的方式来对待自己。

我们仿佛自动地忽略了孩子的"自然科学"这门课考到100分这一项优势。

优势教养其实就两步：第一步，发现孩子的优势；第二步，有意地培养这些优势。

正如莉·沃特斯教授所言："每个人都既有优势也有劣势，但优势往往被匆匆忽略，以至于我们没能好好地利用它去获得更大的成功。"

有时父母就会问："难道孩子出现缺点，就不管他了吗？"

当然不是。

莉·沃特斯教授给出的答案是："一个坚强的孩子在发挥自身优势的同时会改正自己的缺点，因为坚定的自我认同让他可以正视并完善不足，从优势出发并不意味着忽视缺点，而是从更宏观的角度看待缺点并予以纠正。"

自我认同提升了孩子的自我效能感，增强了孩子的自尊，而研究表明，自我效能感高的学生，其学习表现、面对挫折时的表现和解决问题时的表现都会更加积极，高自我效能感意味着高成就反应，而高成就反应反过来又会加强自我效能感，构成相互促进的循环。

简单来说，我们是不是可以跟孩子讨论一下："你是如何在自然科学这门功课上获得了100分的？"在这样的科目上他具有哪些优势和能力呢？这些优势和能力又是否可以应用到英语这样的科目上，让他的学习不会那么吃力，对于孩子来说，是不是会有所改变呢？

这便是"优势迁移"的方法，与前面我们所讨论的PERMA+H所构成的"幸福轮"相似，就是用不同的积极元素相互迁移来提升其他元素的得分。我们可以教会孩子如何将他的优势迁移到更多的领域，在困境中利用这些优势，为自己创造出一个更加积极的未来。

亲子旅行或许为父母提供了一个机会——一个可以系统地了解孩子的才能和优势品质的机会，一个可以尝试使用优势教养的机会，甚至父母可以建立一个优势教育资源库：你可以回想一下以往在旅行中成功教育孩子的瞬间有哪些，可以记录下来当时的情绪和感觉，记录下你与孩子之间发生过的美好故事。

于是，我们便可以开启在亲子旅行当中的优势教养，但是"冰冻三尺，非一日之寒"，我们在自己的原生家庭中可能并没有享受过优势教养的优待，而且可能习惯了批评孩子的行为，也许我们需要一个优势开关[★]。

> **心理学知识小卡片**
>
> ★ 优势开关
>
> 这是莉·沃特斯教授所提出的一项优势思维转换技术，被称为优势开关：我们可以在自己的大脑中，想象有这样的一个开关存在，只要愿意在头脑中按下开关，就会将注意力转移到孩子的优点上。

优势开关的影像越具体、越清晰，其效果也就越好，只要你用手指按下开关，就可以放弃关注负性的思维，选择关注正

只要你用手指按下开关，
就可以放弃关注负性的思维，选择关注正面的思维

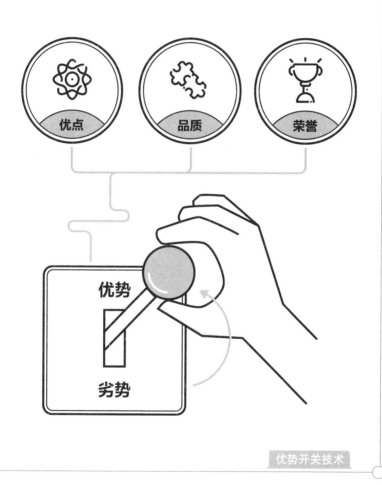

优势开关技术

面的思维。我们在面对孩子做了一件错事时，按下这个开关，看看会发生什么样的事情，孩子本身有什么样的优点，再看看他会有什么样的缺点。在积极的思维状态下，可以找一找我们平时忽略掉了什么，观察在使用优势开关后，自己的情绪和感受发生了什么变化以及发现了孩子身上哪些优势可以帮助他处理眼前的问题。

然后，在日记本中记录下你使用优势开关的次数和场景，来发现优势开关帮助你发现孩子的哪些优势。可以在旅行中尝试使用优势开关来帮助孩子更积极地面对旅行的经历，比如在旅行徒步中，若是孩子不想继续走了想要放弃的时候，我们如何使用优势开关来帮助孩子。我们希望帮助孩子形成什么样的个人品质，将会决定使用什么样的应对策略，而这个时候的答案反而不重要了。无论是父母允许孩子在旅行当中放弃，还是父母劝孩子继续坚持，这些都是父母的教养风格，重要的是父母如何促成孩子去思考，如何利用自身的优势品质去解决问题。

苏联著名教育家苏霍姆林斯基在关于孩子的启发式培养当中讲道："孩子提出的问题越多，那么他在童年早期认识周围的东西也就越多，在学校中越聪明，眼睛越明亮，记忆力越敏锐，要培养自己孩子的智力，那你就得教给他思考。"

亲子旅行是将积极的关系元素融入旅行当中，使我们的旅行品质得以升级，旅行不再是单纯的休闲，而是带有深度的心灵体验。旅行让父母与子女在自然环境中看到自己与他人相处的模式，旅行是父母和子女之间信任和情感依恋建立的方式，旅行地也是其优势教养的自然养育空间。

5) 在旅行中尝试改变教养风格

人们都害怕教出不自信的孩子，绵羊先生更害怕人们教出抑郁的孩子。

父母小时候在自己的原生家庭中曾经被他们的父母用虐待性的教养方式对待之后，有很大可能性将这种教养方式带给他们的子女。他们的子女长大成人变成父母之后，也可能会继续使用这种教养方式对待他们的子女，而不良的教养会造成孩子形成低自我信任和低自尊的性格，这一点孩子可能很难意识到，父母也不容易察觉到，毕竟成为父母不需要通过考试。

父母选择成为何种类型的父母，将直接决定孩子未来的成长方向。

但是，即使是最好的父母，也会有因为孩子而发脾气的时候。有一次在心理诊室里，有一个母亲请教绵羊先生说："自己的孩子是一个10多岁的女孩，对于女儿她很满意，女儿也很爱自己，但就是会因为女儿乱扔脏衣服而发脾气，与女儿争吵，即使自己说了很多次，女儿也不在意，因此母女之间会经常爆发争吵。"

绵羊先生问道："那她小时候也会乱扔脏衣服吗？"

"小时候也会，不过次数不多，而且她都已经是10多岁的大孩子了，怎么还可以乱扔脏衣服呢。"那个母亲回答道。

绵羊先生问道："在家庭生活中，父母本身也会带有自己原生家庭的烙印，会有忽略自己不喜欢的事物的心理防御机制，当我们的孩子身上表现出来我们厌恶的品质时，会激起我们自己内心的心理防御，但孩子本身是一面镜子，投射出来的可能是我们自己本身的问题，如果是这样的话，你们的争吵与这一方面有什么关系呢？"

那个母亲思考了一下，说道："我的确在自己10多岁的时候会因为乱丢衣服而与父母吵架，有一次还被母亲嘲笑，被母亲认为是一个不爱干净的女孩，所以我会更希望我的女儿可以爱干净。"

"所以，也许你原本想要向你的父母证明：那个10多岁的自己并不是一个不爱干净的女孩，但是你的父母并不在现场，于是你会要求自己的女儿来见证。"绵羊先生解释道。

那个母亲沉默了一下，问道："那如果这件事是因我而起，我该怎么对待我的女儿呢？"

"如果你希望自己的父母可以认同自己，你可能就要同样去认同你的女儿，那么，首先你需要发现你女儿在这方面的优势*才可以，毕竟没有人会愿意在批评中学会爱干净，不是吗？"

★ 优势

在莉·沃特斯教授的《优势教养》中提到，优势是由三种要素构成的：

（1）优异的表现，比如孩子擅长某件事；

（2）充满激情，比如孩子完成某件事会感觉良好；

（3）经常使用，比如孩子愿意将时间投入其中。

而这三种要素会构成优势循环：孩子在某方面有优异的表现，会让孩子对此充满激情，所以自然愿意花时间投入其中。而花的时间越多，就会有越多的练习和努力，这样又会直接提高表现的水平。比如喜欢下棋，就会花时间钻研下棋的技巧。下棋的技术就会越来越娴熟，获得更大的成就感，于是会更喜欢下棋。

从专制型的父母转换成权威型的父母，需要父母自己先改变，尝试去发现并培养孩子的优势品质，因为在这个过程中不但培养了孩子，父母也成了更好的自己。

这就是"幸福2.0理论"所希望人们实现的生活方式，在亲子关系中寻找到家庭和谐相处的模式，共同营造成长的氛围。"优势教养"就是打破"恶魔"般教养循环的一把利器，父母开始重新思考教养的模式。

绵羊先生在与来访者进行家庭治疗时，有一次遇到了这样

去发现并培养孩子的优势品质，

在这个过程中不但培养了孩子，父母也成了更好的自己

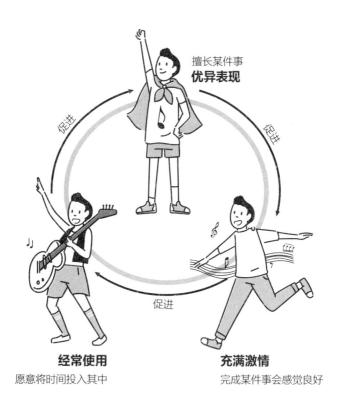

一个家庭：父母都是高学历人才，都在各自的工作领域充当着领导的角色。他们都出身农村，在求学时非常勤奋，然后通过读书改变了自己的命运，一步步努力走到了今天的位置。所以他们都对自己10多岁的儿子的学习成绩非常看重。他们的儿子也从小学习成绩优秀，可是最近他们的儿子竟然拒绝上学，他们采用了各种办法软硬兼施都无法劝儿子去学校，无奈之下，父母带着儿子来到绵羊先生的诊室。

儿子表示愿意与绵羊先生单独谈一下，于是绵羊先生问道："你想谈些什么呢？"

"其实我知道爸妈为什么带我来这里。"

"很好呀，那你可以说一下你的想法吗？"

"他们就是想让我去上学，但是我不想去。他们在我小时候就逼我学习，只有我成绩好，他们才会满意，但是他们从没问过我想要什么。小时候他们还会在我成绩好后奖励我，但是现在只会要求我，因为他们认为学习时间太宝贵了，他们不像是我爸妈，更像我老师，唉。"在绵羊先生面前的瘦高帅气的男生脸上闪过一丝苦笑。

"所以，你想从父母那里获得什么呢？"绵羊先生问道。

"我只想他们能像别人的家长一样，不要老让我学习，也能带我一起出去玩一下，"男生沉默了一下接着说道，"其实我并不是不想上学，我也知道后面要去上大学，我就是想告诉他们不能老像以前一样要求我，不能老是因为忙工作让我一个人待在辅导班里面"。

"嗯，你愿意我帮你向你的父母转达你的想法吗？"绵羊先生尝试问道。

"可以吧，但是他们不会改变的。"

后来，绵羊先生单独面见了孩子父母，面对焦急的父母，绵羊先生将与男孩的对话转达给了父母，父母问道："那我们要怎么办呢？"

"你们的教养不一定是错的，可能只是不适用于你们儿子现在的情况，因为时代在变化，父母的教养是否有用，主要在于父母在与孩子的关系中承担了什么角色。如果想要孩子认可自己的角色，我们需要看见孩子的需求，与其说孩子拒绝上学，不如说他在向你们靠近，所以我们要看见孩子的需求。这样你们才能建立依恋关系，这样你们才是一个家，你们的儿子才更有动力去闯荡世界。"

绵羊先生继续说道："一家人去旅行是他的愿望，而旅行也许可以帮助你们改变亲子关系，而旅行说不定也是一种学习的方式，比如读万卷书行万里路，在旅行中尝试积极地看待你们的儿子，去发现他的优势，这样才能与他建立连接。"

心理学知识小卡片

★ 教养模式

伯克莱加州大学伯克利分校心理学博士戴安娜·鲍姆林德曾将父母的教养方式归为两个维度：控制和接受。她以此将父母的教养模式分为三种类型：专制型父母、放纵型父母和权威型父母。

专制型父母经常以严厉、刻板、监督的模样出现，他们在意孩子是否听话，是否会按照自己的要求去做事，而很少关注孩子真正的需求。

放纵型父母经常以慈爱、温和、溺爱的模样出现，在溺爱中缺乏原则，使孩子放纵无规矩，对孩子的需求进行最大化的满足。

权威型父母既会温暖地对待孩子又会立规矩，对孩子的需求敏感但有界限，在教育中会注意孩子独立性的发展和安全感的建立。

最后事实证明，在这三种类型当中，最后一种类型的父母可以培养出适应力最强、成就感最高的孩子。

"旅行学习圈"一开始便主张以持续的自我学习和自我成长来优化我们的心智模型，以PERMA模型实现幸福。父母作为成年人，正是认知水平最高的时候，也是实现自己和家人幸福的第一责任人。所以，父母承担着改变的责任，作为孩子的依靠，也是教育子女的关键，是打破不良品质循环的关键。

而旅行是旅行疗愈心理学的载体，也可以作为父母开启自我觉察的大门。其中最为有意义的是，父母需要尝试回到自己的老家，去见一见家中的长辈，缅怀自己的出生地，感受老家所带给自己的成长经历，了解曾经的经历带给自己的影响。

这样的旅行可以让人们以系统家庭的视角来看待自己和自己的家庭文化，促进与原生家庭的和解。

任何一趟旅行，若是我们带着爱意出发，又能在体悟到孩子的智慧与灵性之后返回，那将是最好的。在旅行中重建亲子关系，是父母可以选择的一项教养策略。

6 在自然空间培养孩子的优势

曾经有一段时间，绵羊先生热爱上了垂直攀岩活动，几十米高的岩壁如天堑一样，当人抬头仰望之时，胆量也减小了许多。虽然身上扣了安全绳，但还是会有许多人中途折返，然而这些人大多是成年人，孩子们反而能够毫无畏惧地冲顶。有些孩子在休息过后，会接着挑战更高难度的攀岩路线。这一点令绵羊先生十分好奇，为什么年龄越大，我们的勇气反而越小了呢？

我们是否注意到了孩子身上所表现出来的勇敢与热忱的优势呢？

我们作为父母又要如何才能培养孩子身上的这些优势呢？★

心理学知识小卡片

★ 优势的分类

莉·沃特斯教授采用积极心理学中的四分矩阵，结合优势三要素，将孩子的行为分为四类：核心优势、成长型优势、习得行为、劣势四类。

（1）对于核心优势，重要的是要擅长发现，父母需要为孩子发展其核心优势提供资源支持，将孩子的兴趣与能力相结合。

（2）对于成长型优势，重要的是要为孩子提供机会，培育孩子的成长性思维。对于某一项新的运动或新的技巧，孩子的大脑和身体需要反复练习，这样大脑神经网络才会适应这种节奏。这方面也是PERMA模型可以运用得最好的地方，比如使用积极心理学培养孩子以更积极乐观的方式来看待问题，一个三岁的孩子无意间打碎了碗，固定式思维可能会让孩子形成"我很笨"的认知，而成长型思维则会培养孩子形成"我会慢慢学会正确地放置东西"这样的认知。

不同的思维模式，会影响人们如何看待自己的才能、性格和周围的人际关系等。简单来说，一个具有成长型思维模式的人会认为自己的品质是可以不断提升或改变的，而固定型思维模式的人只会认为自己是个无法改变的人。

（3）对于习得行为，重要的是要培养其耐心，新的行为习惯形成是一种需要耐心的事，毕竟新的行为习惯既不会让孩子有优异的表现，也不会让孩子充满激情，比如刷牙、洗脸。

（4）对于劣势，重要的是让孩子对于自身的缺点有正确的认知，莉·沃特斯教授建议采用以下三个看法对待缺点：

①每个人都有优点，也都有缺点；

培育孩子身上的优势，尤其是心理优势，

是其对抗抑郁情绪的一项武器

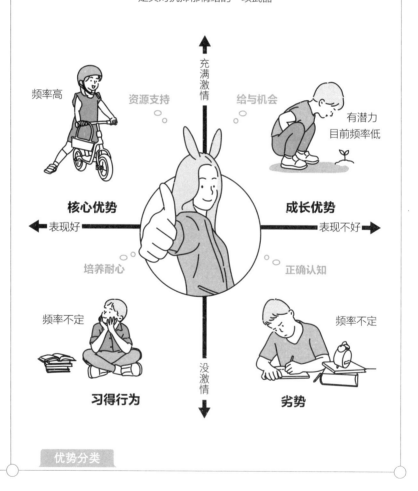

优势分类

②有缺点不代表一无是处，只能说明你是个正常人；

③不要一味地关注缺点。

在前面，我们讨论过优势培养的两步走：第一步，发现优势；第二步，培养优势。

我们可以尝试使用优势开关的技术，将注意力转移到寻找优势上。在培养优势的过程中，要学会集中注意力。但实际上，6—12岁的儿童注意力只能保持10多分钟，成年人的注意力最多也只能保持30分钟。

研究发现，在心流状态中，孩子的注意力更容易保持，就像那个攀岩的孩子，他已经攀岩了半个小时，但当父母要带他走时，他感觉只是攀岩了几分钟而已。

绵羊先生曾遇到很多患有抑郁症的青少年，这些青少年具有抑郁的典型症状：情绪低落，活力减低。最重要的是在绵羊先生每次询问那些想要自杀的青少年"为什么要自杀"时，那些青少年往往会睁着空洞的眼睛说道："因为未来很绝望呀，除了死还能怎么办。"

青少年在尝试了很多方法之后发现自己仍旧处于痛苦之中，他们最后为了摆脱痛苦只能选择极端的方式。然而绵羊先生希望这些孩子能找到别的方式来摆脱抑郁，于是想到，如果他们具备一些可以对抗抑郁的优势，是不是能够更好地活下来呢？

我们将之前提到过的"幸福轮""资源圈"等心理学技术，

用于孩子的优势培养中，帮助孩子建立有关优势的资源圈以对抗抑郁。

若是父母可以陪伴孩子走进自然，帮助孩子建立资源圈，那么他们可以做些什么来帮助孩子形成对抗抑郁的优势呢？

第一，让孩子热爱自然；第二，让孩子学会储存"开心时光"；第三，让孩子学会感激。

（一）热爱自热，关注自然中的一切，在自然空间发展优势。

正如流水学习法创造者约瑟夫·克奈尔所言："学习取决于注意力，仅有热情是不够的，若是注意力分散，便无法感受到自然的魅力，在自然中冷静专注，才能够更敏锐地面对自然。"[47]

我们在自然中可以与孩子玩着热闹的游戏，帮助孩子动用全身的感官学习自然的环境，回答他们想要知道的自然知识。这样在无意中培育了他们的专注力，同时为孩子创造了沉浸自然的心流体验，孩子所捡起的每一片落叶、抓起的每一把泥土，都会让他们受益良多。

所以不要小看一次外出露营的活动，它可能会成为开启孩子生命体验的第一课。

除了家庭旅行以外，很多学校也开始组织各种研学旅行，学生们集体旅行、集体食宿，在校外开展将学习和旅行结合起来的游学之旅。正所谓生活即教育，社会即学校，在旅行中践行"知行合一"，更有利于孩子了解自然、了解社会。春秋时代的孔子周游列国，在游学中学习各地文化。游学能够让孩子看到或听到，甚至尝到书本上所没有的文化盛宴。

达·芬奇曾言："我在乡间漫步，想要找寻我不曾了解的答案，为何山巅会有贝壳？鸟儿如何展翅飞翔？"

（二）学会储存"开心时光"。

在资源问卷中的第一个问题是"旅行中什么时候你会感觉到情绪最积极"，指的就是PERMA模型当中的第一个元素——积极情绪。积极就是让孩子学会欣赏美好，学会储存开心时光。可以通过创建积极记忆锚点来帮助孩子记住旅行中的开心时光，然后将积极情绪迁移到自己的日常生活中来，这对于对抗消极情绪很重要。

日常生活中发现令人开心的瞬间会是一件美妙的事情。一个不经意的瞬间都会令我们精神畅爽，给予我们继续前行的力量。

对于孩子来说，将他们自己的"开心时光"储存起来，可以让他们学会欣赏平静生活当中的美，无论是饭后闲聊的家庭美好时刻，还是一次难忘的旅行回忆，那一个个美好的瞬间组合起来，就会变成金色的童年。

（三）学会感激他人，在和谐的关系中成长。

PERMA模型告诉我们，将目光更多地集中在积极的方面，我们可以看到更美好的世界，这些美好值得感恩。

我们的文化从小就告诉我们，对父母要常怀感激之情，而"谢谢"一词已经成了我们和别人打交道时的结束语，但羞涩的我们很少会对家人表达感激之情。

若是我们可以将积极的"感谢"融入家庭中，就会让我们的注意力自动地转向积极的方向，也会对美好更加敏感。通过感激，我们与他人分享美好。这种交流就会令双方体验到愉悦。

在生活中心怀感激，会让自己知道，被他人感激是一种怎样的美妙感受，为自己也可以为别人带来这样美妙的感受而感到开心。当一个孩子成为一个会感恩的人时，那将是一件值得庆祝的事情。研究发现，孩子在成长时，积极的同伴关系可以让孩子获得更多的认同感和归属感。那如何学会表达感激呢？

在《真实的幸福》一书中，马丁·塞利格曼教授曾建议人们练习"感恩的三件事"这种可以获得幸福感的活动，以表达我们对他人的感激之情，我们可以同孩子一同练习，比如一起写感谢信、感谢贺卡等。

当我们帮助孩子实现了热爱自然、学会储存"开心时光"、学会感激之后，这些优势都会变成孩子一生的资源与财富。

孩子们在自然中开始变得温柔、善良，在自己的美好童年里感受到幸福与开心，在感激的氛围中学会与他人相处，可以变得越来越自信。我们培育孩子身上的优势，尤其是心理优势，使之成为对抗抑郁情绪的一项武器。

第五章

旅行对于生命
意义的启示
（Meaning）

我们总会在人生的某些时刻追问生命的意义是什么，但是往往得不到想要的答案。有一种特殊的旅行方式——义工旅行，为我们了解旅行的意义感提供了新的视角。虽然我们不可避免地会面对死亡，但也有更深的觉醒体验会在旅行中出现，令我们更加从容地思考死亡。因为人类就是在死亡与新生这样的循环中延续下来的，而在死亡威胁与创伤经历之后，我们的内心变得强大。由此重启旅行疗愈之旅，或许我们对生命的意义有不一样的看法。

1 | 义工旅行带来的意义感

在旅行中，意义感是什么样子的？

一千个读者有一千个哈姆雷特。在旅行经历中，不同的人会对旅行的"意义"有不同的理解。

"意义"二字在《现代汉语词典》中的解释为价值、作用。

诗人韩愈在其《答侯继书》中提到，"仆少好学问，自五经之外，百氏之书，未有闻而不求，得而不观者，然其所志，惟在其意义所归"。其中谈到的"意义"就是读书需读懂思想，旅行也需体会旅行的意义。在旅行中所见之场景、所闻之故事，也许都能启发我们对于一些常见事物的再次思考，因此产生的生命体验或许会有不一样的层次感。

旅行中经历的新故事，无论多么微小，往往会出乎意料地改变我们的想法，不经意间令我们发现属于我们自己的旅行意义。

绵羊先生曾经经历过一次收获意义感的旅行——义工旅行＊。现如今，也有越来越多的大学生会选择以"义工旅行"的方式去探索世界和寻找生命意义感。

义工旅行，又被称为公益旅行（Voluntourism），最早由学者斯蒂芬·威尔定义，指旅行者在旅游中承担一些社会责任，以志愿者的身份来旅行，援助当地的卫生、教育、文化事业或对野生动物提供保护等。[48]而中国较早的义工旅行项目是青年志愿者协会组织的"青年志愿者扶贫接力计划""大学生志愿服务西部计划"等。

大学生在思想和生命体验方面，往往存在着许多复杂的感受，对于一些自我价值有着模糊的概念。义工旅行，不但让大学生看到了更广阔的世界、了解不同的文化、体验不一样的生活，更重要的是满足了他们在这个特殊阶段探索自我价值的成长需求。

在义工旅行中，尽自己所能地帮助一些需要帮助的人，亲身体会旅行与公益相结合的魅力，这些都是义工旅行带给大学生的意义感。

调查显示，有91%的大学生愿意参加义工旅行活动，而义工旅行对于大学生的沟通交往能力、独立自主能力、自身素质都有着很大的提高[49]，也有学者对26名青年国际义工进行了访谈研究，发现义工旅行有两种动机：自我动机和利他动机[50]。

自我动机指获得某种特殊的经历，到小众的旅行地去旅游，认识新的朋友，体验多元的文化。而利他动机则是希望改善当地的教育，为动物提供保护等，"利他"正是我们在建立积极人际关系中的关键部分。

访谈研究显示：义工旅行使自我动机和利他动机相互结合，而使旅行者在奉献公益的同时愉悦了自己。

这种具有责任感的旅行方式，使人们获得了更加高质量的旅行体验，增进了人们的人际沟通能力，这样的旅行似乎还能促进人们去追求自我实现的需求。

某一年暑假，还是一名大学三年级学生的绵羊先生，在学校某协会的组织下，与13名同学组成了某偏远山区支教队。他们在炎热的夏天出发，远赴一所山区小学开展支教活动。

绵羊先生与队员们在当地小学校长的帮助下完成了暑假教学任务的交接。白天，他们开展丰富多彩的教学活动，夜晚降临时，他们将课桌拼接起来，铺上被褥，以此为床。由于山里的肉食很少，且山里交通不便，他们的餐食基本上以蔬菜为主，后来结束支教时，绵羊先生的体重掉了将近10斤。

虽然生活条件艰苦，他们却从当地的孩子身上体会到了纯真与质朴，这些孩子身上散发着吃苦耐劳的光芒。孩子们从一年级开始，每天早上天不亮就爬起来，走大约两个小时的山路来到学校。学生一般会在学校吃早餐，但是他们不吃午餐，所以一般上课到下午两点钟，他们就放学了，然后走两个小时的山路回家吃晚饭。支教队会在周末时去贫困学生家家访，有时走山路需要走三个小时，支教队会将在大学里募集到的钱补贴给这些困难的家庭，虽然只有几百块，但还是帮助了不少面临辍学的学生重新回到了学校。

有些家庭往往认为读书是没有用的，有些孩子小学一毕业便跟随父母到外面的大城市去打工，九年义务教育不会花他们很多钱，但是他们的父母却认为，"读完书最后也是要打工的，不如早点出来挣钱"。

有时，比贫穷更可怕的是知识的匮乏、认知的局限。幸运的是，经过支教队里的热血青年反复奔走劝说，他们同意让孩子继续上学。

一群不知天高地厚的年轻人，本期望改变落后山区的教育现状，后来真的身处其中，才知道教育的不易。而他们也开始明白，改变世界是一个太过宏大的目标，改变教育的理想也太过宏大了，他们能做到的，似乎只有改变自己。

但是，仅仅是在支教过程中改变了自己，也是一件非常了不起的事情。

在这些小孩子身上，绵羊先生同样看到了改变的痕迹。他无意间教给了一个五年级学生有关电灯的知识，让这个孩子萌生了想要成为一名科学家的愿望。小孩子的感恩是纯粹的，学生将山路上摘的一大包野李子偷偷地塞在教师办公室门口，只因为有一次他路过办公室时看到绵羊先生在吃李子。

"以真心换真情"，于是他们彼此共同收获了真心与真情。积极心理学指出，同理心是促进积极人际关系的催化剂。

后来，绵羊先生一行人离开了，这场师生缘分到此为止，但是绵羊先生相信，这场义工旅行的经历，会在所有与之相关的人的心里留下印记。山里面成片成片的向阳花依旧开放着，野李子一茬又一茬地冒出来，溪流依旧慢慢地流淌过那所小学……

若干年后有一个当地的孩子辗转联系到绵羊先生，原来他考上了大学。而支教队也几经更名，现在的支教队叫作"流萤支教队"——流萤虽小，却会带来光明，微微的光芒也值得用身体去燃烧。

当年的支教队中有一位也是唯一一位重新回到山区支教的队员——金鱼小姐，她在毕业工作两年后再次辞职，加入了"美丽中国"乡村教师支教项目，这个项目致力于让所有的中国孩子，无论出身，都能获得同等优质的教育。

绵羊先生问金鱼小姐："在我们所有人中，只有你再次回到了那里，可以告诉我，支教旅行对你的人生有什么意义吗？"

金鱼小姐思索了许久，回复道："再次支教，于我个人是弥补了遗憾，大学暑假的那次支教结束时，有一个小男孩跟我说：'你们来了又走，给了我希望，又让我绝望，还不如一开始就不要来。'对我来说这是一场体验，却没有想到伤害了他，这一次我选择再次支教，放弃了所有的杂念，一心想把事情做好，起码走的时候可以问心无愧。

"这一年的经历中，我明白了城乡教育的巨大差距不是几个支教老师可以弥补的。但是我们的出现算是一种星星之火，给他们带去了一些信念，让他们能够暂时地打破当下的桎梏，通过我们的眼睛看看更大的世界，让我也对此后的人生感到更加珍惜和充满希望。因为每个人的生命，都承载着不一样的期许。"

支教这样的义工旅行活动，让每一个参与其中的人发生着不一样的生命变化，命运令人们与这样的旅行方式相遇，必然有着不一样的意义。

人们对生命的意义提出各种类型的设问句，然后自问自答，然而即使有人告诉你生命的意义是什么，你也未必认同，即使你会认同，别人生命的意义不见得就适合你的人生。所以探寻自我生命的意义是每一个人一生的终极命题，是需要自己去给出答案的。

在旅行疗愈心理学中，旅行的意义是为了追求幸福的生活。为此我们提出了以PERMA+H模式（幸福轮）来评估我们的旅行经历，试图从中找到我们的旅行资源，建立我们的资源圈。

并不是每一个人都有机会体验一次支教性质的义工旅行，但是义工旅行作为一种带有责任感和意义感的旅行方式，也让人们多了一种选择、一种与惯常旅行不同的选择。而无论何种旅行本身其实是毫无意义的，旅行的意义是由旅行者所希望赋予的，是旅行者在复杂体验背后想要传达的情感。

若是旅行中可以增添少许的意义感，或许我们对于自我的存在和生命的真意，会有更深层次的感受。

2 | 比死亡更辽阔的是旅行

你是否曾经思考过死亡？

你第一次想到死亡是什么时候？

你是否惧怕死亡？

你觉得死亡会有什么意义？

你是否思考过，有什么东西可以超越死亡？

……

曾经，有一位69岁的大学退休教师——海燕奶奶，来到绵羊先生的心理诊室。她是由子女带着过来的，在1年前她的老伴去世了，外孙也都去了寄宿学校，之后海燕奶奶开始变得郁郁寡欢。她将子女们叫到身前，唉声叹气地说"70岁就是人生的终点"，好像是在安排遗嘱一样。

海燕奶奶刚刚坐到椅子上时，便迫不及待地问道："医生，你说现在人的平均寿命是多少？"

绵羊先生反问道："为什么您会问这个问题呢？"

她回答道："我以前是大学教师，所以经常会看一些文献，上面说人的平均寿命是70岁。"

绵羊先生："会有这样的研究报告，但不代表着每个人的寿命都是70岁呀。"

海燕奶奶眼角微微湿润，说道："我觉得我这一生，活到

70岁就是终点了。"

绵羊先生："为什么会这样说呢？"

海燕奶奶："我的前半生奉献给了孩子，后半生照顾老伴，现在我完成任务了。"

绵羊先生："看来您有一些故事，可以多跟我讲一些吗？"

海燕奶奶："我从55岁退休之后，便开始帮女儿照顾小孩，外孙们都很可爱，后来10年前老伴被确诊了癌症，我就陪着他一直走到了终点，1年前他去世了。"

绵羊先生："您的确挺辛苦的，也非常不容易。"

海燕奶奶："是呀，我今年69岁了，外孙们长大了，也不需要我照顾了，我觉得我的人生使命也差不多完成了。"

绵羊先生："您似乎对自己的人生意义有所思考，可以跟我分享一下吗？"

海燕奶奶："算不上人生意义，就是觉得自己是一个负责任的人吧。我大学毕业就留校任教了，我喜欢这份工作，我的学生们也时常会来看望我，后来我退休了，我希望自己能成为一个慈祥的外婆，来照顾孩子们，老伴生病了，我要做一个尽职的妻子去陪伴他。"

绵羊先生："您69年的人生，真的是经历丰富呀，那老伴的去世对您的影响很大吧。"

海燕奶奶叹了一口气说："其实他生病的这10年，也过得不怎么好，人走了，我心里反而轻松了，毕竟他也解脱了。"

绵羊先生："您真的为别人做了很多事情，是一个会替别人着想的人，但我更好奇的是，您以前会为自己做些什么事情呢？"

海燕奶奶疑惑道："什么叫为自己做事呢？"

绵羊先生："就比如说您的兴趣和爱好，您以前愿意做的事，曾经可以让您开心起来的那些事。"

海燕奶奶："我以前喜欢种花，家里面的园子都是我在打理。在以前年轻的时候我喜欢旅游，喜欢到外面的世界去看看，但是自从有了孩子之后，加上工作繁忙，就没有去旅行过。"

绵羊先生："您是说旅行曾经是您的爱好是吗？"

海燕奶奶："算是吧。"

绵羊先生："那您有没有想过在69岁的现在，重新开启一段旅行呢？"

海燕奶奶有些羞涩地说："啊，我太老了吧。"

绵羊先生："登上珠峰的人最大年龄是80岁，与此相比，您还是很年轻的，当然我不是建议您去登珠峰，不过或许您可以先到周围的城市去旅行。您的一生为别人做了许多事，您现在需要为自己做一些事了，去重拾年轻的梦想，看一看世界会有什么不同，为什么不呢？"

海燕奶奶沉默了一会儿，双眼有光闪烁："或许，我可以试试，先列出一个计划。"

绵羊先生："非常好，您还可以将所希望自己在有生之年要做的事情都罗列出来，列出来一个愿望清单，看一看，您的余生还可以做些什么。"

老人沉默了几秒钟说道："听起来似乎不错。"

绵羊先生："如果您真的外出旅行了，回来之后希望您能告知我一下。"

当人生没有了意义，可能死亡就成了唯一的归宿，正如维克多·弗兰克尔曾在《何为生命的意义》一书中所言："如果他的生命毫无意义，这个人可能会选择自杀，他可能会做好一切去死的准备，就算他所有日常的需要都已经得到了满足。"

过去令人珍视的东西消失了，是一种损失，但也是重新开始的时候，与长久背负责任的回忆挥手作别之后，我们会发现，70岁会是新生命的开始。

后来，海燕奶奶竟真的再次回到了诊室，她告诉绵羊先生，自己去了好多国家，还特意带来了泰国的明信片送给绵羊先生。临走时绵羊先生试探性地问她："您觉得旅行有什么意义呢？"

她说道："其实，在外出游玩时，我就在想，之前嘴上一直和老伴讲'等到我们退休了，我们就到处去旅游'，但是等到真的退休时才发现，还是有很多的事情等着自己做，又加上感觉自己老了不想再折腾了。但是经过上次跟您聊天之后，我才发现旅游真的很放松心情，我就想我正在实现和老伴的承诺，就像每到一个地方看到美丽的景色了，我就拍个照，心想这样老伴也能看到了。不着急，我先看看这些风景，等到了老伴那边，我再跟他讲讲。旅行，让我明白了幸福来自解脱，从以前的生活中解脱出来。"

精神医学大师欧文·亚隆曾在《直视骄阳——征服死亡恐惧》一书中提到：

死亡，在每一天里若隐若现

我试着留下走过的足迹

兴许这会有点用

我竭尽全力做到

全然活在每个当下。[51]

亚隆认为面对死亡这个严肃的议题时，有两种安抚心灵的方法：一是留下自己的足迹，获得生命的意义；二是尽可能地活在当下。

在旅行疗愈心理学中，旅行就是将生命意义与活在当下整合在一起。体现在PERMA模型中，M是意义，E是心流，即沉浸在当下。在旅行中我们用PERMR模型制作出旅行卡片和"幸福轮"就会发现，即使再老的人生，也值得重新开始体验生命的快感，是旅行对生命意义的启示。

以积极主动的方式面对死亡，或许才是生命最大的张力。

在中国，有一个中老年旅游会员俱乐部名为"百旅会"，由同程旅游网建立，旨在为中老年人提供有品质的旅行，之所以叫"百旅会"，是因为他们希望将"活到一百岁，游遍全世界"告知每一个渴望旅行的老人。

在百旅会出版的旅行故事书《岁月与旅行》中记载着无锡

101岁刘成心老人旅行的故事：

　　等等，再等等，等孩子长大，等孩子结婚了，等孩子的孩子结婚了，我就可以出去旅游了……最后忙忙碌碌一辈子，没时间旅行，最后到了101岁，终于坐上了邮轮出国了，不同肤色的旅客为我竖起大拇指，全家四世同堂，在邮轮上我过了我101岁的生日，我们的亲情只有一次，就像我们的生命只有一次一样珍贵，而我的世界之旅从101岁开始。[52]

　　当我们的生命具有一定的厚度时，我们在见过了许多人、走过了许多地方之后，或许会更懂得珍惜此时的良辰美景。

　　人生的不同阶段，我们体会着不同的人际孤独。尤其是在死亡将近时，我们的孤独感会被无限地放大，看到的只有无尽的深渊。可是，旅行作为看世界的载体，会提点我们"万物有道，活在当下更重要"。

　　于是，旅行的意义出现了，旅行可以成为我们主动直面死亡的大智慧。

　　哲学家伊壁鸠鲁提出了"死亡是一件和我们毫不相干的事"*以及"幸福是人生的第一要义"[53]，这是他的哲学观和伦理观。几千年后的今天，我们依旧探索着死亡。在伊壁鸠鲁的哲学世界里，"幸福的最基本的尺度是灵魂的健康和宁静，最扰乱灵魂宁静的便是死亡"。

　　人们对死亡的恐惧扰乱了人们享受生命的快乐感。

★ "死亡是一件和我们毫不相干的事"

> 伊壁鸠鲁这样解释：当我活着的时候，无所谓死亡，当我死亡的时候，我已经不存在了，那为什么要害怕那些我们永远也感觉不到的死亡呢?!

人的生命似乎是不圆满的，因其不圆满，所以人生来就有各种需求。为了满足自己的需求，我们每个人构建出了一个自我存在的现实世界。生命是一场向死而生的旅行过程，我们在规则下将现实世界与内在的理想世界相互交融，以求得有意义的世界。

当我们面对人生重大的际遇时，有些人受到了冲击，以往的一些认识、思维、习惯一下子被打破了，好像一个新世界被打开了一样，有人说这是顿悟，这种顿悟更像是人的觉醒体验★，浑噩的生命在面对死亡这样的终极命题时，一瞬间找到了这条性命在世间存活的意义。死亡开启了觉醒体验，而旅行整合了对死亡的理解。

旅行是比死亡更辽阔的存在，因为旅行让活着比死亡更有意义。

心理学知识小卡片

★ 觉醒体验

> 在欧文·亚隆的《直面骄阳——征服死亡恐惧》中提出：

动人心魄的体验才会让人们真正觉醒，
把人们从日常的非本真拉到觉察到本真的存在

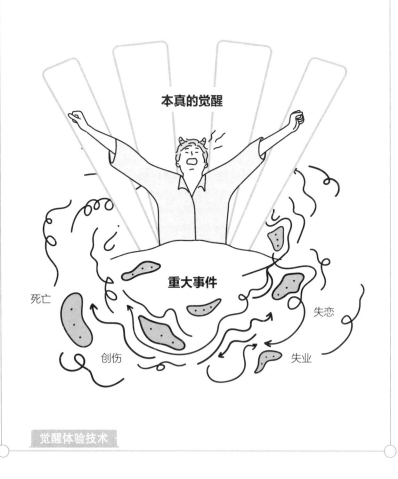

本真的觉醒

重大事件

死亡

失恋

创伤

失业

本真的存在是欣赏存在本身，而非本真的存在是诸如追求财富、名望这一类的日常生活的模式。

本真的存在会让你觉知到存在与死亡，对生命有警醒，会让人更乐意做一些有意义的改变，创造出一个投入（E）、充满意义（M）以及自我实现的真实人生。

人类在习以为常的日常生活中，已经陷入对很多事的苦苦追求久矣，而只有动人心魄的体验才会让人们真正觉醒，把人们从日常的非本真拉到觉察到本真的存在，这就是觉醒体验。

像死亡这样的重大事件，所激发出的就是觉醒体验。当然也不仅仅有死亡会触发觉醒体验，某些重大的变故也会引起这类体验，比如失业、失恋、遭遇重大创伤等。在精神医学领域，人们遭遇这些重大事件后，往往会诱发应激相关障碍（ASD、PTSD）。然而在唯物主义辩证法下，任何事物都有不好的一面，也有相对好的一面，或许觉醒体验就是人们在悲痛下本真的觉醒，是生命另外的馈赠。

3 人生是一场有意义的旅行

人生是一场旅行，我们经历了几次轮回，才换来这个旅程。而这个旅程很短，因此不妨大胆一些，不妨大胆一些去爱一个人、去攀一座山、去追一个梦……很多事我都不明白，但我相信一件事，上天让我们来到这个世上，就是为了让我们创造奇迹的。

——电影《大鱼海棠》

我们经常在写作中将人生比喻成旅行，两者似乎真的有些相像，在人生中经历的那些事，也许会在旅行中经历。但是旅行更加充满了不确定性，带有一丝丝冒险的成分在里面，超脱了现实生活的框架束缚，身处旅行中的人似乎自由一些，可以有一些时间、空间来反思自我的过往。

然而，人生是一场旅行，旅行又何尝不是一次人生呢？

曾经，绵羊先生的朋友之间相互打趣问道："如果有一天发现自己患有绝症，你们会怎么办呢？"

有一位朋友立马说："会立刻辞掉工作，去旅行，去环游世界。"

这似乎道出了许多人的心声，绵羊先生接着问道："为什么会这样做呢？"

这个时候，朋友们给出的理由却又不尽相同，有人说生命最后要爽一把，有人说是弥补过去的遗憾……

人们对自己所做的事都会努力找到一个可以说服自己的理由，成为他们做这件事的动机。而最后的结果，很有可能成为他们做这件事的意义。

在人生线路图中，我们将人生比作旅行，回首以往的经历，我们人生的意义是什么呢？现实生活中，真正身患绝症的人，最后选择了什么呢？他们找到他们人生的意义了吗？

有一群广西医科大学的医生，为了帮助身患晚期癌症的病人走出心灵痛苦的境地，使用《旅行笔记》★这样的工具来进行"意义治疗"，以此来实现对癌症病人的临终关怀。[54]

他们以《生活质量与生命意义问卷》对患者进行生命质量和生命意义评估，用《旅行笔记》对30名晚期癌症患者进行意义治疗。最后研究发现，经过意义治疗，病人的生命意义感明显提高了。

人生是一场旅行，而《旅行笔记》则是医生来陪伴患者一起回顾这场旅行的手册，这是一段心灵的旅行、关于回忆的旅行。

人在走向死亡时，内心充满恐惧。他们的家人对此更是手足无措，悲痛欲绝，若是任由这样下去，病人得不到临终的温暖，家人也无法平复伤痛。这时引入维克多·弗兰克尔的意义疗法，将会让临逝者体验到人性最后的温暖。

心理学知识卡片

★《旅行笔记》

顾名思义，让患者以笔记录他的人生旅途中的积极、怀念、思索的内容，这份内容笔记亦会成为家族传承的精神遗产。

人生是一场旅行，

而《旅行笔记》则是一段心灵的旅行

旅行笔记

全家福

个人认知　我是谁？

_____

_____

描述这一生

_____　**生命线**

_____

生命中难忘的风景

1 _____

2 _____

3 _____

我爱_____

我感恩_____

心声吐露

我原谅_____

活在当下　接下来一周做什么

_____

心愿与希望

_____

我希望留下_____

我希望家人_____

旅行笔记

那么，究竟什么是《旅行笔记》，竟然可以提高病人的生命意义感？

旅行笔记的内容：

（1）自我的认知与肯定；

（2）生命线：沿途难忘的风景；

（3）心声吐露：我爱你，谢谢，宽恕；

（4）活在当下，活出意义；

（5）心愿与希望。

PERMA+H模式的幸福轮同样可以用于临终关怀，旅行中的六种元素同样适用于人生的最终阶段。

你的人生中的积极情绪（P）出现在哪些难忘的时刻？

你的人生中的全心全意投入（E）的事情又是什么？

你的人生中最美好的人际关系（R）是什么样子呢？是和谁在一起？

你的人生中做得最有意义（M）的一件事是什么呢？

你的人生中，你做得最有成就（A）的事情是什么？

生命的最后，你希望告诉别人的健康建议（H）是什么？

我们活着的时候会思考"如何获得幸福"，而当我们将死之时，同样会思考"如何宁静地死去"。

PERMA模型是基于积极心理学的一个模型，既以此模型看待"生"，亦以此模型看待"死"。

旅行经历或许可以帮助我们平静地面对最后的生命时光。

绵羊先生曾经在三甲医院的肿瘤科做过心理调查，在那里他见到过一个患有胃癌晚期需要化疗的老大爷——鸵鸟爷爷。在每次调查时，鸵鸟爷爷总是一副笑呵呵的样子，好像他从来没有患过癌症一样，在人们习惯了肿瘤科死气沉沉的氛围时，鸵鸟爷爷的幽默微笑好像是一朵花开在了沙漠里。于是绵羊先生好奇地去了解他的病情经过，鸵鸟爷爷是在单位体检时意外查出的癌症。刚刚确诊时他也会闷闷不乐，也会抱怨老天不公。直到在家休养的无聊日子里，他开始翻看曾经的旅行摄影照片，原来鸵鸟爷爷从年轻时就酷爱旅行和摄影，之前忙于工作，只能利用假期去做自己喜爱的事情。但是患病之后，他便想到旅行可以帮助自己来克服对癌症的恐惧。

于是，鸵鸟爷爷在家人的支持下，先是去了三亚、厦门、云南疗养。之后在胃癌手术后，他的身体状况逐渐稳定下来，开始规划出国旅行，陆续去了日本、韩国、泰国等地。

尽管他偶尔还是要返回医院来进行化疗，但依旧对外面的世界充满了向往，似乎旅行让他的心情变得积极起来了。

令绵羊先生记忆深刻的是，鸵鸟爷爷告诉绵羊先生："人死了之后就什么都没有了，但是现在每一次的旅行，我都会更多一次地感谢自己给了自己又一次旅行的机会。"

"感谢自己"是绵羊先生从鸵鸟爷爷身上所学到的一句话，也许这就是旅行对于他生命的最大的意义。

感谢旅行当中的那部分自己，这是我们在遭受了人生苦难与死亡的威胁时自己所能做的最有力的抗争。

在《活出生命的意义》一书中，曾经提到过："一些不可控的力量可能会拿走你的很多东西，但它唯一无法剥夺的是你自主选择如何应对不同处境的自由。你无法控制生命中会发生什么，但你可以控制面对这些事情时自己的情绪和行动。"[55]

维克多·弗兰克尔的"意义疗法"＊，旨在帮助人们找到生命的意义来治愈伤痛。

年老之时，我们可以勇敢地承认自己活过、爱过，也痛苦过。曾经的美好，我们都会记得，我们都曾负责任地去探索每个旅行地，最后我们也会负责任地为自己做总结。

每个人都可以到达充满自由光辉和人生意义的旅行彼岸。

旅行疗愈改变不了你的境遇和客观现实条件，但是可以帮助你发展以健康积极的方式去应对生活困境的能力，让自我体验和对生活的感悟越来越积极。

在旅行这样的特殊时空场景中，开启旅行疗愈，反思人生过往，得到自己的人生意义，将会是一段艰辛但又不平凡的经历。

心理学知识卡片

★ 意义疗法

在心理治疗历史上，不得不提的一代心理治疗大师维克多·E.弗兰克尔。他是维也纳的精神病学教授，是意义疗法的创始人。身为犹太人，他的全家人曾被关进奥斯维辛集中营，最后只有他和妹妹活了下来。他将自己的人生经验与学术结合，以此创立了"意义疗法"。

"如果你发现经受苦难是命中注定的，那你就应当把经受磨难作为自己独特的任务。你必须承认，即使在经受苦难时，你也是独特的一个人，没有人能够解除你的磨难，来替代你的痛苦。你独特的机会就依存于自己承受重负的方式当中。"

"意义疗法就是让患者直面并重新认识生命的意义，让他意识到意义会大大地增强他克服神经官能症的能力，着眼于人类存在的意义以及对这种意义的追求，努力发现生命的意义正是人最主要的动力。"

我们将意义疗法用于心理治疗当中，帮助人们走出人生困境，重设人生意义的注释。

4 博物馆之旅——探索人类族群的幸福感

旅行带来一种最好的寂寞，因为真正的探险不是身体的犯难，而是知识的寻求。

——罗伯·D.卡普兰《地中海的冬天》

作为一名21世纪的心理医生，绵羊先生时常会想，中华文明历经五千年，那么古人患上了心理疾病是怎么治疗的呢？心理疾病也不会是在ICD诊断标准出现之后才出现的，那么博大精深的中医是如何治疗心理疾患的呢？

在金代的一位医者张子和所著的《儒门事亲》中，便记载了"卫德新之妻惊厥"的案例：卫德新之妻，旅中宿于楼上，夜值盗劫人烧舍，惊堕床下，自后每闻有响，则惊倒不知人，家人背蹑足而行，莫敢冒触有声，岁余不痊。诸医作心病治之，人参、珍珠及定志丸皆无效。

意思就是卫德新的妻子在旅店中休息，晚上听到有盗贼抢劫还烧房子，她惊恐害怕得从床上掉了下来。之后，只要她听到大一点的声响，就会害怕得倒地不省人事，搞得家人都不敢发出大的声音，一年多都没有好。

这个时候张子和诊断后给出了治疗方案："命二侍女执其双手，按高椅之上，当面前置一小几，戴人曰：娘子当视此。一木猛击之，其妇大惊。戴人曰：我以木击几，何以惊乎？伺少定击之，惊也缓。又斯须连击三五次，又以杖击门，又暗遣人划背后之窗，徐徐惊定而笑曰：是何治法？"[56]

意思是让侍女抓住卫妻的双臂使她固定，而张子和手持木块在卫妻对面敲击茶几，卫妻开始时大吃一惊，但反复敲了几次后，卫妻的惊恐感反而降低了，甚至到最后听到木杖敲门窗的声音也不害怕了。

此法颇有暴露疗法*的韵味，绵羊先生认为是中华文化治愈了中国人的心理疾病。

而这样精彩的病案，只有当人们翻阅晦涩难懂的古籍时才会有所发现。现在的人们距离古代文化越来越远，或许只有当人们走进博物馆的时候，才有机会如此近距离地贴近古人的智慧。

在旅行中，游览旅行地博物馆是探索当地文化最好的方式。古代先哲的智慧正是透过一件件遗留下来的稀世珍宝告诉我们：他们曾经在这片他们所热爱的土地上生活过。那个时代的兵器、锅子、酒杯、乐器甚至把玩的物件代表着他们的生活面貌，或许也会透露出他们的幸福感。

所以，博物馆旅行对探索人们的幸福很有意义，博物馆也成了绵羊先生在旅行时的必到之地。

旅行探索考察是人类要走出去，而博物馆是人要走进来。

博物馆为满足人类的探险欲与好奇心提供了便捷、安全的地方。我们不必像关野吉晴那样风餐露宿、舟车劳顿，就可以观看到人类文明的历史痕迹与变迁。

原本绵羊先生认为博物馆旅行是静态的，博物馆坐落在那里，我们走过去看就好了。后来，他发现博物馆旅行其实是动

博物馆——PERMA旅行卡片

博物馆——PERMA旅行卡片	
P 积极情绪 POSITIVE EMOTION	做了什么事感受到了积极的情绪： 满足人们探索中华文明的好奇心
E 投入 ENGAGEMENT	完成了什么挑战： 在风格各异的博物馆内，沉浸于求知的心流状态
R 人际关系 RELATIONSHIP	旅行中发生了什么与人有关系的积极故事： 了解器物背后的人与人的故事
M 意义 MEANING	有什么超越旅行本身的思考： 人类的历史就是克服创伤的历史，但人类在进步
A 成就 ACCOMPLISHMENT	实现了什么旅行目标： 博物馆旅行带来幸福感

态的，当你进入其中时，时空感会扭曲你的感官感受，你所看到的是宏大的、不停转动的文明齿轮。

在博物馆旅行中，无论是皇帝用过的宝剑，还是古代文人的字画都彰显着人类存在过的痕迹，在这一条人类发展的时间长河中，幸福感是人类一直所追求的。人在发展中不停地满足自己在生理、安全和文化上的需要。而人类存在的意义则是人类进步的动机，人类通过与整个世界建立连接来收获生命的意义。

所以，去博物馆旅行可以探索人类存在的意义，是令人感动的幸福旅行。感动于人类智慧的结晶是人类族群幸福感的体现。

当我们尝试使用PERMA模型对"博物馆旅行"进行总结时，会发现博物馆旅行对于旅行幸福感也是有意义的。

5 旅行疗愈，在于实现创伤后再成长

人类的历史更像是一部承受灾难同时克服灾难的历史。人们常说"人生不如意事十有八九"，我们都有可能在生命中遭遇重大的挫折，如亲人去世，或遭受重大疾病，或遭受地震、车祸、抢劫等重大的灾难。面对这些创伤事件时，我们可能会出现担忧、恐惧等表现。

在ICD-10的诊断标准中，我们可能会患上与应激相关的心理障碍：急性应激障碍（ASD）或创伤后应激障碍（PTSD）。

最新诊断标准ICD-11中应激相关障碍不再包含急性应激反应，因为考虑到刚经历创伤性事件后的正常反应也可能是急性应激反应的表现。

同样是遭受了重大的灾难，为什么有些人依然可以过好生活，并没有患上PTSD呢？实际上，并不是所有经历创伤性事件的人都会得PTSD，创伤性事件是诊断PTSD的必要条件，但不是PTSD发生的充分条件，虽然大多数人在经历创伤性事件之后会出现程度不等的应激症状，但是只有一部分人最终成了PTSD患者，有流行病学研究显示有5%—12%的人在遭遇创伤性事件后有可能患上PTSD。

创伤后再成长，就是灾难给予人们的礼物。人类本身具有的坚韧、乐观、感恩的美好品德依然是我们坚强的后盾和资源。

创伤阻挡不了我们获得幸福生活的积极认知与决心。

当我们遭遇不如意之事时，释放出生命最后的潜能，接纳自我，找到之后人生的新意义，即创伤后再成长。

正如尼采所言："杀不死我的，必将使我更加强大。"

其实创伤在破坏的同时也带来了一次机会，一次寻找自己人生新意义的机会。

英国诺丁汉大学心理学教授史蒂芬·约瑟夫提出了"碎花瓶理论"来解释创伤后再成长。[57]

假如你家中有一个非常名贵的花瓶，有一天你不小心打碎了它，接下来会怎么做呢？

你会非常生气、郁闷，最后不舍地将其扫进垃圾桶？

还是抓紧买一瓶胶水，企图将花瓶拼接起来？

还是会用这些漂亮的碎片，做成一幅镶嵌画呢？

当灾难发生时，原来的心理模式被击碎，我们的内心世界崩溃，渴望恢复原本的心灵模式。但是我们无力回天，于是只能破而后立，建立新的适应性心理模式。

碎花瓶最后变成镶嵌画，这就是创伤后再成长*的结果。

心理学知识小卡片

★ 创伤后再成长

创伤后再成长有着三个关键的内容：

（1）人要认识到生命的无常与世事多变；

（2）人要认识自己，理解自己的想法、情绪、行为是相互影响的；

（3）人可以选择面对事物的态度，对自己负有责任。

当经历创伤之时，我们的心理功能水平会降低，这是一种正常的现象。随着时间的推移，我们的心理功能有着不同程度的恢复。我们可能会慢慢地遗忘创伤，恢复原有的心理功能。当然我们也可能在别人的帮助下实现创伤后再成长，心理功能达到更高的水平。但同时也有一部分人的心理症状会随着时间推移而恶化，甚至患上PTSD，心理功能处于崩溃的状态。

创伤后再成长，
就是灾难给予人们的礼物

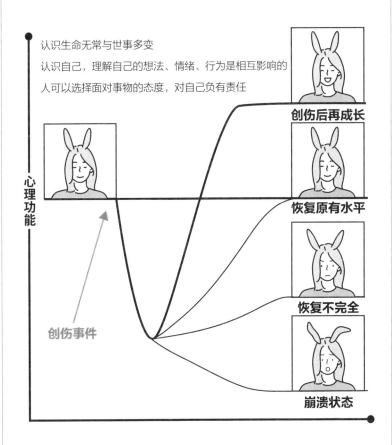

认识生命无常与世事多变

认识自己，理解自己的想法、情绪、行为是相互影响的

人可以选择面对事物的态度，对自己负有责任

创伤后再成长

恢复原有水平

恢复不完全

崩溃状态

心理功能

创伤事件

可若是人们在遭遇了灾难之后，深陷其中，饱受痛苦，我们又该如何帮助他们呢？

在心理治疗领域，有一个如"尖刀"般快速去除痛苦的技术疗法，叫作眼动脱敏和再加工（Eye Movement Desensitization and Reprocessing，EMDR）[★]，这是一项"重启"大脑信息加工系统的高级心理治疗技术，就好像电脑死机了，我们通常会重启系统一样。

这项技术的原理就是"通过人的眼球的左右移动和同时回忆选取过去的记忆，使患者连接中断的记忆片段，将负性记忆脱敏，强化正向回忆并消除多样症状"。

在2013年，世界卫生组织（WHO）在《应激相关问题处理指南》中推荐："聚焦于创伤的认知行为方法（CBT）和EMDR技术用于儿童、青少年和成人的创伤后应激障碍（PTSD）。"

有研究表明，对经历了墨西哥的一次7.2级地震的人进行EMDR治疗两周后，访谈发现这些人的PTSD症状得到了明显缓解，而且在之后的随访过程中发现，在第12周时这种治疗的效果仍然存在，尽管在随访的时间里余震还有发生。[58]

> **心理学知识小卡片**
>
> ★ 眼动脱敏和再加工（EMDR）
>
> 眼动脱敏和再加工是在1989年由美国心理学家弗朗辛·夏皮罗博士发明并发展的。EMDR技术可以激活大脑的信息加工

系统，在生理层面治疗时，可有效并快速地治愈与创伤事件有关的心理障碍，对战争、自然灾难、车祸等灾难遭遇者有着显著的疗效。这项技术也被多个国家的精神病学会推荐用于治疗心理创伤，同时也可用于处理日常生活中的不良事件，比如失业、压力等。

EMDR技术的机制是大脑的适应性信息加工模型（AIP模型）。AIP模型的三个原理如下：

（1）个体拥有对应激源的本能适应系统；

（2）创伤或持续应激状态导致适应系统阻断；

（3）EMDR标准化程序和双侧眼动能激活目标记忆，重启适应性信息加工系统。

对这三个原理的理解是：

（1）人都有自愈（自我疗愈）的能力，我们天生就会"吃一堑长一智"；

（2）重大灾难创伤会让我们原有的心理模式崩溃，我们会钻进"创伤"的牛角尖；

（3）EMDR技术能帮助我们恢复自愈的能力。

EMDR技术有八个阶段的标准流程——病史采集、准备、评估、脱敏、植入、躯体扫描、结束、再评估，有着明确清晰的指导原则来操作这八个步骤。这些标准化的步骤，让每一次对创伤事件的再加工都可以与原来的适应性、正性的记忆相互联结，以帮助人们将病因性、功能失调的记忆恢复过来。

人都有自愈的能力，我们天生就会"吃一堑长一智"

重大灾难创伤会让我们原有的心理模式崩溃，我们会钻进"创伤"的牛角尖

EMDR技术能帮助我们恢复自愈的能力

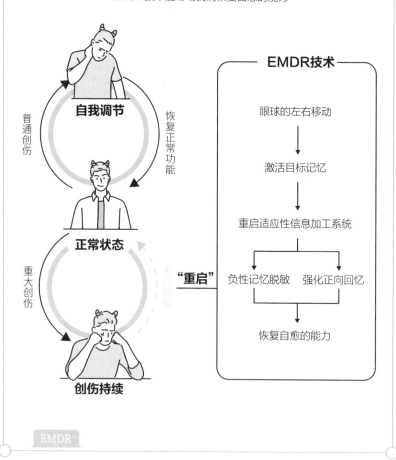

EMDR技术作为专业的心理治疗技术，必须由经过EMDR心理治疗培训的专业人士使用。

EMDR技术起源于一个偶然的发现。在1987年，夏皮罗博士年仅39岁，却被医生告知患上了癌症。那一年的秋天，夏皮罗前往黄石公园旅行，她的双眼在两侧的树木上快速移动，左右观看，突然间发现困扰已久的烦恼消失了。

在夏皮罗所著的《让往事随风而逝》一书中这样记录着："公园里散步时，突然间意识到一直萦绕在脑海中的一些不快的念头消失了……我注意到那种让人难以安宁的想法浮现在脑子里时，我的双眼开始以特定的斜线非常快速地来回转动，接着这种想法马上从我的意识中转移了出去，当我再次将这个想法找回来时，它已经失去了当初的力量。"[59]

随后夏皮罗找到了几十个志愿者进行试验，试验后发现：在平常，人的思想受到冲击时，大脑会激活功能来抚平受伤害的部分。但是非常大的打击会直接让大脑的这个机制瘫痪掉，于是，创伤持续存在。可是在眼球快速移动时，好像重新激活了大脑的自我保护机制。

那么，人在旅行的时候，是不是可以同样激活大脑中的自我疗愈机制呢？

当我们深陷创伤事件或创伤刚刚过去时，大脑的自愈机制受到打击，无法运作，我们可能依旧沉浸在创伤的体验中，伤心、恐惧、无助，没有安全感。

人生在世，创伤在所难免，我们的种种人生经历会以记忆的方式刻进我们大脑神经网络中。创伤或许会封锁我们的心灵，让我们一度也会认为自己就这样无法改变了。可是当你真的站在一方绿油油的稻田里，看着一个个身穿雨靴、肩扛锄头的农民从田垄走向远方，当你知道那处稻田可能就是原来的震中时，你会不会改变一些对人生的看法呢？

绵羊先生曾经过一处峡谷，峡谷也是地震的高发区，但这一处峡谷铺满了绿油油的稻苗，地震令这里满是裂痕，但几年后上面的农作物却长势良好，人们得以吃到了喷香的稻米。

绵羊先生在工作中还曾见到那些愿意放弃内心的执念开始旅行的患者，在回来之后他们对事物的态度开始发生转变。那些曾经的伤痛被患者以自己的方式治疗着。

正如夏皮罗所言："人生中的每一段经历，都会变成此刻内心世界的一个组成部分，控制我们对自己遇到的每个人和每件事情做出的反应。"

作为一个有足够学习能力的成年人，我们有责任也有能力掌握自己的人生。

疗愈创伤之痛，最重要的一课就是学习理解生命和人性，当你用更客观、更完整的视野与自己和他人接触时，你将会发现你的创伤并非过错，也非缺陷，而是导航的罗盘指引着你走向一条更伟大的自我契合之路。旅行的疗愈在于可以实现创伤后再成长。

第六章

人为制造有成就的
旅行
（Accomplishment）

建立自尊感，需要我们突破习得性无助，学会习得性乐观，以获得自我实现的成就感。当然，没有人可以随随便便成功，我们需要持续的成就感反馈，最后成为一个高自尊的人，而艰难劳累的旅行可以锻炼我们的毅力和体能，不断产生内啡肽，令我们体验到成就感。旅行中的运动更是可以帮助人们对抗抑郁和焦虑，实现心理疾病的疗愈。让我们认识到旅行像工作一样需要为了目标而努力，才可以实现旅行幸福，而我们可以为了信仰去旅行和工作。

1) 成就感 VS 挫败感，你想要哪个？

萨尔瓦多·达利是20世纪最伟大的超现实主义画家，他与马蒂斯、毕加索三人共同被后人称为20世纪最具代表性的三位艺术大师。他创作的《记忆的永恒》将离奇的梦境呈现了出来。他的一生仿佛也超脱了现实世界，在被大学开除之后与一群实验艺术家待在一起，为实现自己荒诞的艺术而疯狂。萨尔瓦多·达利好像早就知道自己一定会有所成就。

在心理学中，存在着一个关于自我实现预言的效应——罗森塔尔效应*，是指教师对学生的希望能戏剧性地收到预期效果的现象。

心理学知识小卡片
★ 罗森塔尔效应

罗森塔尔效应实验发生在1968年，这一年美国心理学家罗森塔尔和雅各布森来到一所小学，他们从一到六年级各选了3个班，对18个班里的学生进行了"未来发展趋势测验"。然后罗森塔尔将一份"最具有发展前途"的名单交给了校长和老师，同时要求老师保密，不能告诉学生。但是实际上名单中的学生是随便挑选出来的，罗森塔尔撒了一个谎言。8个月之后，罗森塔尔再次来到学校，对18个班的学生进行复试，结果发现名单中的学生，每个人都有了巨大的进步而且自信心明显增强。

　　这个实验当中，老师受到了罗森塔尔这个权威专家的暗示，所以无意中对名单中学生的期望会更高，对待方式上会更加积极，学生同时也会有更积极的反馈，更愿意学习，如此得到的结果反而验证了老师的期望，后来这个效应又被称为"人际期望效应"。

　　在罗森塔尔效应中，因为老师对名单中和不在名单中的人有不同的期望，并以不同的方式对待他们，从而维持了他们原有的行为模式。

　　所有人都是从孩童时代成长起来的，我们的成就感模式也是从最初的家庭生活经验中学习到的，而这样早年的成就感模式或许会伴随我们一生。其中积极思维的培养对于成就感的获得至关重要，若是形成习得性无助*，那么极有可能形成低自尊成就感的模式。

　　比如在泰国旅游时，经常会有骑大象的娱乐项目，大象并不是天生就会被人骑，而是在训练师的手中一点点训练出来的。人们会在大象年幼时对其进行训练，将小象的腿用一根绳子绑在一根木桩上，小象的力气有限，数小时甚至数日内小象试图挣断绳子，最后却发现无力挣脱，就放弃挣扎了。数年之后，即使小象长成了大象，有足够的力量来挣脱绳子了，它也从不会尝试挣脱，这就是习得性无助现象。

习得性无助不仅会在动物身上观察到，在人类身上也可以看到。当人们预期自己将会遭受痛苦，同时认为自己对此无能为力时，就会产生习得性无助。因为之前的多次尝试无果，会让人形成这样的信念：无论做任何努力，都无法改变现状或者未来，于是人就学会放弃努力，停止了摆脱痛苦或恶劣情境的尝试，即使他们已经有能力或者有机会摆脱。

心理学知识小卡片

★ 习得性无助实验

在1967年，马丁·塞利格曼教授进行了关于习得性无助的实验，用电流电击狗以观察狗的反应。首先将小狗分成A、B两组，A组的狗会接受电击，狗在实验过程中无法控制也无法预测电击的产生，也就是说实验人员会随机无规律地对狗实施非致命但是有痛感的电击；B组的狗会在一定程度上有控制权，给小狗设置可以躲避电击的条件，比如用鼻子压地面的面板就会停止电击。小狗在尝试几次之后，会发现压面板可以躲避电击。[60]

之后所有的小狗都会被放置在一个叫作"双分电击笼"的装置中，笼子里一侧通电，另一侧不通电，中间有一道低矮足够小狗跨过的障碍物。当拉下电闸后，即使A组的狗有机会逃避电击，小狗也不会去尝试跨过低矮的障碍物，这些小狗基于之前的经验，意识到自己根本无法躲避电击的痛苦，于是放弃了尝试，习得了无助。

这种习得性无助是一种后天学习所得的行为，形成的条件是个体在一系列经历中无法控制自己的处境，所以学会了被动消极地接受。

在人类身上，当人们对环境或发生的事情感到无法控制时，有时会采用消极无助的方式去思考、感受或者行动。

习得性无助与抑郁症有着很大的关联，一方面这种行为方式损害了人的认知，使人认为身处的环境无法改变；另一方面降低了人们摆脱痛苦的动力，会使人一直处于无法控制的悲伤之中。

为此，马丁·塞利格曼教授根据研究提出了习得性乐观模型，通过积极心理训练，帮助人们从更积极的视角看问题，以寻求对事物更乐观的解释风格。这些内容都被马丁·塞利格曼教授记录在《真实的幸福》和《持续的幸福》两本书中。

正如《小王子》一书中提到的："所有大人都曾经是小孩，虽然，只有少数人记得。"

无论是萨尔瓦多·达利"狂妄"的自我肯定，抑或是罗森塔尔效应的人际期望，都说明了人们的成就感会因为自我和他人的期望而发生变化。

何为成就感？

成就感是指人在愿望和现实之间达到平衡时产生的一种心理感受，而这种感受多是在完成一件事情或者是正在做某件事情时感到心情愉悦。而当我们没有办法完成那些我们想要完成的事情的时候，我们往往就会出现挫败感。

新年之初，我们常常会在朋友圈夸下各式各样的海口："我要每周读一本书""我要减肥15斤""我要脱单"等。

然而，能完成既定计划者寥寥无几，于是各种借口、理由出现在我们的脑海中，用以安慰自己，来冲淡我们因此而产生的挫败感。

我们都曾对自己满怀期望，也相信"吸引力法则"——只要你持续地去想，那些东西就会被吸引到你的身边；我们也知道罗森塔尔效应可以适用于自己身上，可是我们依旧没有坚持下去。

在成就感与挫败感之间，我相信我们都想要成就感。

那么，很多计划为什么没有坚持下去呢？

列出计划只是起点，坚持去完成一件事的内在动力必须是：持续产生的成就感，而且是量化的成就感。

就比如坚持读书这件事，读书的数量也许并不是成就感的来源。当你读完一本书时，尽管只是学会了其中的一个知识点，但若是这个知识点可以用于生活实践中，甚至可以将这个知识点教给其他人，由此而产生一点点的成就感，就会让你发觉——读书是有用的且愉悦的，于是当你再次面对难题的时候可能会再次读书，读书的习惯就会慢慢地养成。

这样的反馈会产生持续的成就感，会进入一个更积极的自我肯定的循环中，从而帮助你实现一个又一个的小目标。

相反，若是一开始在实行计划的时候并没有成就感产生，你可能一开始在自律的要求下还愿意付出时间，但是经不起挫折，一次小小的计划变动就可能成为计划夭折的理由。

在"心流"产生的过程中，成就感有时会伴随其中，我们因自己的目标而全神投入，当下就已经愉悦而满足了。若是完成之后的结果还令我们满意，成就感产生也是自然而然的。

在PERMA模型中，各种元素如积极情绪（P）、心流状态（E）、人际和谐（R）、意义（M），都是在日常生活中较为容易找到的，唯独成就（A）不易获取，然而成就感对于幸福感的获得却又是至关重要的。

成就（A）作为幸福理论2.0中新加入的元素，马丁·塞利格曼教授意在告诉人们：要获得人生的蓬勃发展（Well-being），成就感的自我实现是关键所在。

成就感是我们建立核心自我价值框架的材料。成功、声誉、成绩等等都可以为我们定义成就，而成就直接体现在我们完成某事所获得的成就感上。

"成功才是成功之母"，人只有先成功了，有了成功的经验才会有自信，有了自信才会有勇气接受新的挑战，为下一次成功做准备。

自信者需要不断的小成功来成就自己的自信心，随着自信心积累，自信者最后才能成为高自尊的人。

而低自尊的人往往生存在挫败感之中，他们内心会自卑，会在一次失败之后，将一件事的失败当作整个人的失败。往往平常一次考试的不理想，都会让低自尊者认为人生完蛋了。

而高自尊的人在经历失败之后，会补偿性地关注自己的长处，思考如何利用自己的长处获得成功。因为一次考试的失利并不能说明什么。他们内心依旧相信自己是有价值的，相信自己是值得追求幸福的。

高自尊的形成，需要建立一套有反馈的成就感模式。

成就感是在完成一项任务之后产生的愉悦感受，由此可见完成一项任务很重要，而想要获得内心的喜悦，这个任务必须源于自己的期望，自己有内在动力去努力。

那么，这一套成就感模式可以设计为：第一，设计出规则和适应环境；第二，有意识地开启计划，开启计划很重要；第三，在行动中有反馈和奖赏，以便再次实行计划，构成一个闭环，正如我们在一开始所设计的旅行学习圈。

设计规则、环境就是为了我们开始朝着自己的目标前进，就比如旅行之前做旅行攻略一样，正所谓"工欲善其事，必先利其器"。

于是，在计划中迈出第一步，比如开始读一本书。完成第一步之后，去思考有哪些反馈或奖赏，人类的大脑天生就具有"多巴胺奖赏回路"*，我们需要在做事时有意识地激活"奖赏回路"，由此我们就会产生小小的成就感，使内心愉悦。这部分小小的成就感便会令人有动力持续地做下去，比如读书让你获得了积极反馈，而这些积极反馈又让你愉悦而有动力继续下去。

★ 多巴胺奖赏回路

多巴胺奖赏回路是一种正性的强化效应。多巴胺是一种与欣快和兴奋情绪有关的神经递质，人在高兴的时候有关奖赏通路的神经元就会发出兴奋性冲动并释放多巴胺，人类会为了多巴胺的释放而期待下一次的行为。

在企业的项目管理工作中，将这一套做事的模式称为经典的PDCA管理循环*：规划、执行、检查、调整。

★ PDCA管理循环

PDCA管理循环是由日企高管们在1950年日本科学家和工程师联盟研讨班上学到的"戴明环"改造而成的，是全面质量管理所遵循的科学程序，由P（Plan，计划）、D（Do，实施）、C（Check，检查）、A（Act，处理）四个阶段组成。

我们可以以旅行成就感为目标，设计一个登山的计划（Plan），准备物品之后实施登山（Do），在登山过程中检查是否有成就感（Check），之后体会登山旅行所带来的成就感是否能够满足人的需求（Act），再为下一次旅行制订计划。

这套成就感模式是一个持续产生成就感的任务模式，通过不断积累的成就感，我们可以越来越肯定自我的价值。

或许自卑者也会相信生命中不该只有眼前的平庸，或许自卑者只是没有发现潜藏在内心深处的那部分成就感。

萨尔瓦多·达利曾说："每天早晨醒来，我都会体验一次极度的快乐，那就是成为达利的快乐，然后在狂喜中问自己，萨尔瓦多·达利，今天你要完成的美好的事情是什么呢？"

真正的内心喜悦与成就感来源于：无论发生了什么，我们都能够去爱自己，并愿意参与美好。

2 旅行成就感的来源

又是一个心理科门诊日，晚上走出医院时绵羊先生已经感觉精疲力竭、精神恍惚，于是朝着家附近的健身房走去。

哈佛大学医学院临床副教授精神运动学专家约翰·瑞迪说："运动对人的认知能力和心理健康有着极其深远的影响。"

所以，运动是天然的解压剂和体能恢复剂，长期坚持运动也是平日里培育自我成就感的一种方式。

我们需要对自己的身体状态和心理意识保持敏感和警觉，才可以保持自我的健康。

在健身房中，绵羊先生最喜爱的运动便是跑步，原因是跑步机上面的LED屏会放映一些录制好的有关旅行徒步时的自然风光，而当绵羊先生在跑步机上面时，LED屏上面的画面让他仿佛亲身走在了森林步道上一样。

走着走着，绵羊先生的记忆不小心就会进入曾经在香港麦理浩径徒步时的情景（积极记忆锚点），麦理浩径全长100公里，以西贡北麦理浩径潭涌为起点，绕过万宜水库，从东向西横贯新界，以屯门为终点，共分为十段，而他的旅行计划是一年内走完这十段。

麦里浩径步道狭窄，环山而建，但人走在其中，目之所至皆为绿色，人们的愉悦之情充斥在周身，于是他大步流星地向前走着，但他今天要走完的路也有11.8公里长。他不时穿过农家菜园、沿海沙滩和山腰，走走停停，用了将近7个小时仍旧未到达终点，身上带的补给都已经用完了，小腿肚也开始疼痛起来，于是绵羊先生开始数着麦理浩径的"标距柱"来激励自己前进。麦理浩径沿途每500米就会设一个标距柱，全程有200个标距柱。现在想来，设计者用心良苦，正是这一根根小小的标距柱，支撑着一个又一个的旅行者完成了麦理浩径的徒步旅行。

我们成就感的产生是需要不断反馈的，而标距柱于我们疲愈的心来说就是"成就感反馈"。

"看，我们又到了一个标距柱，距离终点又近了500米，加油。"

对中远距离的山路徒步，绵羊先生并没有经验，可是他依旧完成了徒步旅行。抵达终点之后油然而生的小小的满足感令绵羊先生精神振奋，并期待着下一次的旅行。

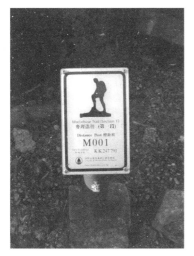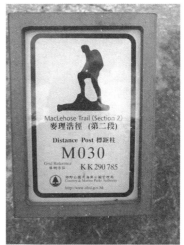

麦理浩径标距柱

思绪被越来越快的跑步机拉了回来，跑步机上的绵羊先生已经开始肆意地奔跑起来，LED屏上显示的心率达到了150次/分，时速8千米/时，呼吸变得急促而平稳，额头上的汗珠越来越多，30分钟后绵羊先生结束了跑步，神奇的是工作了一天的疲累和头脑混沌感消失了，这是跑步所带来的疗愈效果。

运动会增强肌肉和心肺功能，适度的运动还会促进人体分泌血清素、去甲肾上腺素、多巴胺等神经递质，这些物质既可以缓解人体的压力，又可以降低焦虑感，增强大脑的功能。

在2017年的一次运动实验中，实验数据表明，在跑步机上完成一次35分钟的心率达到60%—70%最大心率[*]的运动后，被试的认知灵活性提高了，而这些运动过的人比没有运动的人会更加具有创造性思维。[61]

★ 最大心率

最大心率是指进行运动负荷时，随运动量增加耗氧量和心率不断提升，达到最大负荷强度时，耗氧量和心率不能继续提升时心率达到的最高水平。理论上最大心率的计算公式为：最大心率=220-实际年龄。比如一个30岁的成年人，他的最大心率为220-30=190次/分。

就像作家村上春树在《当我跑步时我谈些什么》一书中所写："同样是十年，与其稀里糊涂地活，目的明确、生气勃勃地活当然令人满意。跑步无疑大有裨益。在个人的局限性中，可以让自己更为有效地燃烧。哪怕只是一丁点儿，这便是跑步一事的本质，也是活着一事的隐喻。"

合乎性情的运动，因为我们的热爱才会坚持下来，而合乎性情的旅行，也必因为我们的热爱而坚持下来。

徒步旅行的时候，是我们可以独处的时候。我们可以在徒步时保持静默，不与他人交谈，不操心往事，只是望着步道周围以及更远处的风景不断地走着，甚至愉悦地跑起来也没有关系，而步履艰辛之后浮上脑际的种种思考，无论是快乐的还是悲伤的，都会有不一样的感觉。在徒步过程中，会有自豪感产生。

人的自我认同，来源于成就感。

在旅行的PERMA模型中，成就（A）也需要在旅行中激活。在旅行中，当符合期望的目标得以实现时就是成就感出现的时刻，比如长距离徒步到达终点时或登山行至最高峰时。

旅行虽是休闲，亦须全力以赴，因为这关乎人对自我的认识，对自身品质的追求。因为完成旅行之后，人最终还是要回到原本的生活轨迹中，但是旅行疗愈途中若是有所领悟、有所学习，未必不会改变原有生活的轨迹。

旅行中的成就感对于个人自我认同的建立至关重要。

我们要如何发现我们身上"自我认同"的部分呢？

我们可以尝试使用自我反思技术*，这种技术或许会激发你的好奇心、想象力，或许会加剧你的焦虑感，又或许会让你找到自我肯定的那个部分，但无论怎样，不妨试一试。

心理学知识小卡片

★ 自我反思技术

很久以前，哲学家便会对自己发问"我是谁"，然后再绞尽脑汁地回答这个问题。

旅行时，不妨问一问自己关于人生观的一些想法：

（1）在你的生命中，什么是最重要的？此时你想到的第一件事就是最重要的。

这种技术或许会激发你的好奇心、想象力，或许会加剧你的焦虑感，又或许会让你找到自我肯定的那个部分，但无论怎样，不妨试一试

在你的生命中，最重要的是

(此时你想到的第一件事就是最重要的)

你觉得，你生命的目的是

你人生中让你觉得有价值的角色

你工作的目的和意义

你获得成就感的时刻

自我反思技术

（2）你觉得，你生命的目的是什么？

（3）你人生中的哪个角色让你觉得是有价值的？

（4）你工作的目的和意义是什么？

（5）你获得成就感的时刻有哪些？

在旅行地，选择一处安静的地方，房间也好，湖边也好，总之不被打扰就行，或许可以先使用正念呼吸的方式放松一下。

在放松的状态下，微闭双眼，在脑海中想象有一处森林，森林郁郁葱葱，枝叶繁茂，有青草的气味和薄荷的清香。你在其中缓慢地走着，远方似乎有呼唤着你名字的声音，于是你也回应了他。

慢慢地，有一个与你有一样的名字、一样的身形、一样的外貌的人出现，你与对方相视一笑，仿若多年未见的老友，开始与他谈话。

你好奇地问他上面的那五个关于人生观的问题，开始倾听他对于每一个问题的回答。

最后，你与这个人挥手告别，他转身走进森林，消失不见，但你仍旧思索着他回答的内容。

静坐几分钟，慢慢地睁开眼睛，退出自我反思的状态。

在我们自己的内心中，“自己究竟是一个什么样子的人”这个问题的答案是很重要的。

但日常生活中我们的躯体和精神忙于应付外界的刺激，很少有机会与内在的自己相见，而自我反思这样的一项技术可以帮助我们找一找自我的价值。

旅行中成就感的来源，不单单是曾经去过哪些地方旅行，也不仅仅是见识过多少种不一样的风景，而在于是否有机会发现你身上的内在价值。

剑桥大学莫德林学院的第28届院长亚瑟·克里斯托弗·本森，在所著的《仰望星空》一书中讲道："对多数人而言，旅行所带来的最好结果，就是当他们在返回时，那些原先熟悉的环境，能给自身带来安全感，现在使自己充满了感恩之情。原先看似单调的生活，旅行之后就激活了，与老朋友的关系，重新获得了某种新的价值，过去让人厌烦的闲话也有了几分舒适的热度。"[62]

人还是要去做自己热爱的事情，才能拥有自己的幸福，这样在旅行之后我们会更加深刻地认识到：其实你我皆是普通人，但是我们可以做不平凡的自己。

3 | 旅行中的运动处方

人人都希望在日常生活中体会获得成就的喜悦，我们的记忆仍会念念不忘达成目标的那一刻的欣喜，可是我们无法每天都获得成就感的体验，但是运动却可以让人产生这种类似成就感的感受。

因为无论是成就感高涨时，还是运动到汗流浃背时，人的大脑都会释放一种神奇的物质——内啡肽。

内啡肽是脑内自己产生的一类内源性的肽类物质，具有镇痛作用，还会调节体温、心血管、呼吸功能，是由科学家约翰·休斯和汉斯·科斯特利兹在猪脑中首次发现的，它也被称为"快感荷尔蒙"。顾名思义，内啡肽可以使人保持快乐的状态，而内啡肽产生时的感受与成就(A)类似，使人安静、喜悦，使人对未来和自己充满信心。

内啡肽大量地分泌，带来的是幸福的感受。

成就感的获得并非易事，但却重要。我们可以通过其他方式使我们感受到内啡肽分泌的喜悦。

运动便可以促进内啡肽的产生，但是运动要达到一定的强度和时间，才可以促进内啡肽的分泌。

中等强度以上的体育运动才可以更好地刺激内啡肽的产生，而当人有成就感时，其体内的内啡肽浓度也超过了平常水平。比如金榜题名时的欣喜若狂，就是内啡肽所致的情感反应。

运动是天然的抗抑郁剂，甚至比真正的抗抑郁剂的效果更加持久。

为了帮助抑郁症患者进行康复，医学上提出了抗抑郁的运动处方[*]。抑郁症常见的症状就是情绪低落、活力低下，而运动可以稳定抑郁症患者的情绪，提高患者的心理承受能力。[63]

有研究将202名重症抑郁症患者随机分为运动组和药物治疗组，运动组采用有氧运动，药物治疗组使用舍曲林（一种经典的抗抑郁剂）治疗，实验4个月之后，发现有氧运动的抗抑郁效果与舍曲林相似。[64]

心理学知识小卡片

★ 运动处方

运动处方是指心理医生、康复师、理疗师、健身教练对从事体育锻炼者或病人，根据医学检查资料，按其体力和心血管功能状况而制订的运动方案，以指导他们有计划、有目的地科学运动。

抑郁症患者的大脑结构和脑功能在认知、执行和记忆力的层面都存在着不同程度的损害，而运动也被证明是可以重塑抑郁者的大脑结构的。[65]

也有研究将抑郁症患者分为5组，其中4组执行不同程度和频率的运动实验方案，而另外一组对照组则只是进行放松式的拉伸运动，最后评估运动后抑郁的程度发现：高强度且维持较高频率（每周5次）的有氧运动能够有效减轻抑郁症状。[66]

但是处于抑郁中的人，本身就会处于低动力水平，往往要求他们完成大量的运动是非常吃力的，而且抑郁症患者都会进入低自我成就水平，内心悲观绝望，丧失了对周围事物的兴趣，也无法令自己振作起来。而旅行运动作为针对抑郁症患者的新型运动方式，对抑郁症有着疗愈的效果。

对抑郁症患者的运动处方建议是每周进行3次、每次30分钟的中等强度的有氧运动，可以为此设计一个包含徒步、慢跑、骑车等不同运动方式的旅行运动处方。

对于活力低下的抑郁症患者，最重要的往往不是进行多大强度或多高频率的运动，而是如何运动。比如为抑郁症患者设计的"周末森林徒步计划"，有计划地将运动方案融入旅行当中，但同时也要适度，防止过度劳累。还可以将旅行拆解为多次的旅行小计划，比如登山，可以将所想登顶的山峰罗列出来，从容易到艰难，按照不同困难程度来完成计划，以实践成就感的产生。

旅行运动处方不单单对抑郁症有帮助，它同样是天然的镇静剂。

患有焦虑症的人身上常常会有灾难化的恐慌出现，这种恐慌或许会让人有心脏病发作的感觉，比如心悸。但这并不会真的导致心脏病，在这种恐慌下的人体会出汗，会不知所措，仿佛有一层死亡的阴影笼罩。

研究者约书亚·福尔克斯曾找到54名患有广泛性焦虑症的大学生，分为两组，第1组在跑步机上进行60%—90%最大心率的高强度运动，第2组进行50%最大心率的低强度运动，结果发现两种运动都有助于减轻焦虑症状，但只有高强度的运动才可以减少对恐慌感发生的担忧。

针对焦虑症的旅行运动处方可以帮助患者降低焦虑感，比如温泉旅行，可以在身体层面上放松紧张感，而呼吸放松技术可以缓解焦虑情绪。

旅行不但可以使人在风景宜人的环境中心情平静，还可以令人骨骼肌紧张，而骨骼肌紧张会降低躯体的紧张感。当然，运动还会促进肾上腺素的代谢，肾上腺素是激活"战斗或逃跑反应"的关键激素，所以运动后肾上腺素被代谢掉，人的恐慌感就不会出现。旅行中的运动同时能促进内啡肽的分泌，内啡肽会使人的愉悦感有所增加，可以体验到幸福感。

旅行运动处方是将旅行和运动活动结合起来，这种方式会增进旅行者的体能，比如徒步旅行或骑行旅行。当然，对于身患心理疾病的旅行者，旅行运动处方只是一种辅助治疗的手段，病情严重者还是需要到医院就诊。

4 ｜ 成就感：深度工作对于旅行的启示

提起"成就感"三个字，人们会自然而然地想到自己在学习成绩或工作上的表现，而工作上能够得到肯定或取得一定的成绩自然会使人的成就感有所提升，但若是工作差劲，不单会降低成就感，连带着情绪、人际关系都会变得紧张起来。

绵羊先生曾经定期为一些企业公司提供 EAP* 咨询服务。

作为EAP咨询顾问，绵羊先生曾经接待过一位40多岁的转岗员工——大象先生。原本他是在公司的行政岗位工作，而且已经工作了10多年，基本的工作任务是行政文件的处理，但是由于公司人事调整将他调到了业务部门从事管理岗位。转岗之后，大象先生面临着巨大的工作压力，他变得情绪很不稳定，而且经常加班，但是注意力却变得很难集中，甚至2个月之后，他感觉到完全无法胜任这份工作，提出了辞职，公司的人力资源部门建议他前来找绵羊先生咨询一下。

"我感觉过了不惑之年，这一辈子就这样碌碌无为了。"一开始大象先生便很沮丧地说道。

"为什么会这样说呢？"绵羊先生问道。

"我现在有无数的工作要做，但总是做不完，年纪大了，开会都很难集中注意力。"

"据我所知，您是刚刚转到这个岗位的，开头有些不顺畅也是正常的。"

"可是我以前也就是在办公室里处理文件而已，现在公司重视我，把我调到了管理岗位，我感觉自己的能力达不到，现在做得一点成就感都没有。"

"那您觉得曾经做过的哪些工作令您很有成就感呢？"

"做我擅长的那些事，比如写公务文件和工作项目书就会感觉自己做得还不错。"

"很好啊，那做这些事情的时候，你感觉自己具备哪些能力呢？"绵羊先生继续问道。

"会感觉自己的思维逻辑性特别强，对公司的发展脉络也把握得比较清晰。"大象先生回答道。

"非常好，那您有没有尝试过将自己的那些优势能力运用到新的工作领域呢？"

"这个我倒是没有想过，可是现在我的工作经常会被小事所打断，一会儿是下级的请示，一会儿又要处理客户的邮件，而且自己也没有时间休息。"

"很理解您刚刚转换岗位的艰难，也欣赏您在努力地适应。在我们一生当中，我们的经历会改变自身身份的认同。当我们遇到新的重要经历，面临考验时，它就发生变化了，而如何看待角色身份的变化会影响我们接下来的生活。"绵羊先生回答道。

"那要怎么办呢？"

"问题解决的办法肯定要在自己身上寻找，可能您暂时还没有找到。您有没有想过，您在最艰难的一次旅行当中是什么样子的？最后您又是如何度过那次旅行的？而这次的考验，就可能是您人生旅途当中的考验。"

大象先生回答道："曾经在爬山的时候，感觉自己太累了，无法登顶。但是往回走呢，下山的路也崎岖不堪。"

"然后呢？"

"然后就坚持走了下去，最后终于登顶，后来发现登山的路也并没有那么艰难。"

"看起来，过去的经验对您非常有帮助，那么如果让我们思考，自己身上什么样的品质帮助我们克服了这些苦难呢？"绵羊先生问道。

大象先生回答道："可能是我的坚持和对成功的渴望。"

"非常好的思考，假设您现在就处于人生旅途的半山腰，已经很累了，就像现在在工作中感受到的一样，也有放弃的想法，但是你还在纠结中。那么为了实现您的价值，结合曾经的经历您觉得您怎样才能登顶呢？"

大象先生沉默了一会儿道："难道是再坚持一下？"

"非常好，坚持是您的品质，而对成功的渴望是您的动力，当然适当改变工作方式，缓解压力，适当休息都可以帮助您度过这段时间。"

后来，这位员工慢慢胜任了现在的管理工作，同时业绩也得到了公司的肯定。

这位员工在刚刚来咨询时，明显是处于低自尊、低自我成就的状态当中，而低自尊会产生低落情绪，低落情绪又会促使人采取消极防御的行为。

在心理学中，成就感多与自我效能感有直接的关系。当人处于低自尊状态时，也会导致自我效能感降低，认为是自己能力差，所以提升其自我效能感*对于恢复其自尊很重要。

心理学知识小卡片

★ 自我效能感

自我效能感是指个体对自己是否有能力完成某一行为所进行的推测和判断。这一概念由美国心理学家阿尔伯特·班杜拉提出，简单来说就是一个人完成某项工作的自信程度。

自我效能感从三个方面获得：（1）过去的成就事件；（2）替代性经验：观察到别人是如何解决问题的；（3）别人的支持和鼓励。

一个人自身行为的成功经验往往会影响自我效能感。

自我效能感高的人对世界的期望会更高，遇事会冷静，更积极地调动资源来解决问题，也愿意迎接挑战，而自我效能感低的人则恰恰相反。

在心理咨询的过程当中，咨询师可以通过探索来访者过去的成功经验来提高来访者的自我效能感，改变思维方式，或者使用前面章节曾经提到的"优势迁移"技术来帮助我们恢复自我效能感。

而随着一个人取得的成绩增多，关于这个领域的自我效能感也会提升。

针对提升自我效能感的具体工作建议就是：尝试进入深度工作的状态。

何为深度工作？

这个概念由麻省理工学院博士卡尔·纽波特提出，深度工作（Deep Work），是指在无干扰的状态下专注进行职业活动，使个人的认知能力达到极限，这种努力能够创造新的价值，提升技能。[67]

这与我们前面章节所提到的"心流"状态是一致的，当人的精神全部沉浸在工作中时，自然需要注意力的集中，而完成任务后的反馈又会使人的自我效能感得到提升。

以下是使自己保持在深度工作状态的一些技巧：

（1）我们需要在工作时有意识地进入心流。

设定一个可以量化的目标或者挑战，比如一个作家要完成一个专题的写作，然后开始做这件事。

（2）建立边界，远离诱惑。

我们需要在工作时为大脑建立一个边界意识，让自己有对工作时间的主动权，与社交工具（如微信、QQ、邮箱）保持距离，尽量不要去做低价值但会诱惑你的事情（比如说无聊地刷朋友圈）。

（3）设置最小动力触发物。

行为学家福格提出了一个经典的模型——福格行为模型（B=MAT），他认为人的行为是由动机、能力和触发条件三个要素组成的，B为目标行为（Behavior），M是动机（Motivation），

A是能力（Ability），T是触发因素（Trigger）。

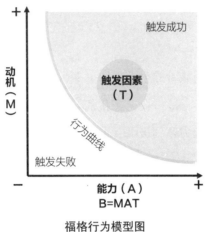

福格行为模型图

除了要具备动机和能力以外，人们还需要触发因素才能够开启一种新的行为。而触发因素便是某种外部或内部的信号，是你会注意的某种事物，一旦注意了，你就会开启行为，触发因素是开启这个行为的钥匙。比如在工作中可以设置待办事项清单，一旦检查清单即意味着开始工作。

开启旅行的最小动力触发物，对于长期忽略自身旅行需求的人来说至关重要。当具备了旅行的愿望，同时也有时间和金钱之后，还需要一个触发条件才能促成旅行。这个触发条件可以是工作心理耗竭感出现，或者是人与人之间的关系无法进一步发展。

深度工作是提升自我效能感最有效的方法，深度工作也是一个人获得成就感的方法。而进入深度工作技巧可以最大限度地服务于我们想要实现的目标。在旅行中，我们很难获得成就感，因为我们并不是带着工作目标进入旅行的。但我们都会有一个潜意识下隐藏的旅行目标，比如有人希望通过旅行疗愈伤痛，有人希望通过旅行让自己开心，有人希望通过旅行让人生改变。所以若是我们真的将旅行幸福的目标拿到桌面上来，为了这个目标而设计一系列的旅行元素，安排旅行活动，那么我们的需求会更容易得到满足。

深度工作对我们的启示是：为了实现旅行成就感，为旅行设置目标。

按照计划—实施—检查—反馈来制订旅行方案，以实现旅行幸福为旅行目标，做方案设计。像追求工作成就一样，去追求旅行成就，形成一个有反馈的闭环。

我们可以使用旅行"幸福轮"对比旅行前后的情绪状态，将旅行经历画成人生线路图，改变人生轨迹，以PERMA模型记录每一次旅行的收获，以自己的心理需求是否满足来检验旅行是否获得了幸福感。

同时，也有黄锦文等学者将PERMA模型用于作业治疗中，这是一种将自身转化为疗愈资源的方式。这种治疗方式旨在帮助身患残疾的人找到人生意义，提高自我观念和自我控制能力，从而获得幸福感。[60]

尽信书不如无书。当你真的去旅行时，当然也不必纠结于PERMA模型，任何一种可以帮助你享受旅程的心理学技术，都是可以拿来用的。在旅行中有所体验、有所学习，也从中感受

以实现旅行幸福为旅行目标,

去追求旅行成就,形成一个有反馈的闭环

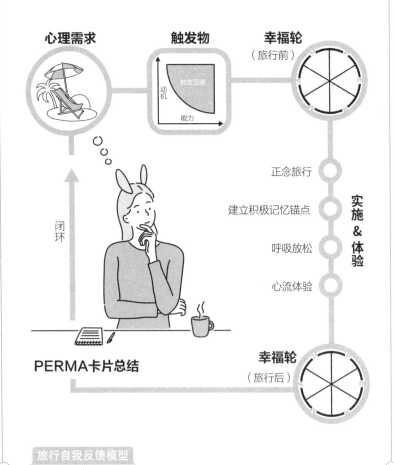

旅行自我反馈模型

到了生命的意义，那么，这样的旅行就是值得我们尝试的。

旅行疗愈心理学中的众多理论的意义便在于能够真的帮助到那些抑郁、焦虑的人得到疗愈，实现幸福，而将生涩的PERMA模型反复地用于自身的旅行实践中，才是检验真理的唯一标准。

绵羊先生和兔子小姐一直在旅行中实践着旅行疗愈心理学的理论。他们一同经历人生旅途的艰难困苦，同样体验着世间一切美好的事物，包括美食、美景、美妙的关系。这样的日子是如此幸福，未来值得期待，感恩旅行中遇到未知的自己，感恩旅行疗愈自己。

参考文献

［1］谢彦君:《旅游体验研究》, 中国旅游出版社2017年版。

［2］〔美〕亚伯拉罕·马斯洛:《动机与人格》, 许金声译, 中国人民大学出版社2012年版。

［3］PEARCE P L. THE ULYSSES FACTOR, 1988.

［4］PEARCE, P L, "THE RELATIONSHIPBETWEEN POSITIVE PSYCHOLOGY AND TOURIST BEHAVIOR STUDIES", TOURISM ANALYSIS, 14（1）: 37-48（2009）.

［5］〔美〕马丁·塞利格曼著:《持续的幸福》, 赵昱鲲译浙江人民出版社2012年版。

［6］曹瑞, 孙红梅:《PERMA——塞利格曼的幸福感理论新框架》, 载《天津市教科院学报》2014第2期, 第12-14页。

［7］吴茂英:《PHILIP LP积极心理学在旅游学研究中的应用》, 载《旅游学刊》2014年第1期, 第39-46页。

［8］FILEP, SEBASTIAN, BEREDED-SAMUEL, ELLENI, "HOLIDAYS AGAINST DEPRESSION？ AN ETHIOPIAN AUSTRALIAN INITIATIVE", CURRENTISSUES IN TOURISM, 15（3）: 281-285（2012）.

［9］刘松, 崔雪莲:《旅游活动与游客心理健康实证分析》, 载《北京第二外国语学院学报》2013年第11期, 第85-89页。

［10］VON HAUMEDER ANNA, GHAFOORIBITA, RETAILLEAU JEREMY, "PSYCHOLOGICAL ADAPTATION AND POSTTRAUMATIC STRESSDISORDER AMONG SYRIAN REFUGEES IN GERMANY : A MIXED-METHODS STUDY INVESTIGATINGENVIRONMENTAL FACTORS", EUROPEAN JOURNAL OF PSYCHOTRAUMATOLOGY, 2019, 10（1）.

［11］〔美〕米哈里·契克森米哈赖著:《心流:最优体验心理学》,张定绮译,中信出版社2017年版。

［12］〔英〕阿兰·德波顿著:《旅行的艺术》,南治国等译,上海译文出版社2004年版。

［13］KEYES C L M, "SELECTING OUTCOMES FOR THE SOCIOLOGY OF MENTAL HEALTH : ISSUES OF MEASUREMENT AND DIMENSIONALITY THE MENTAL HEALTH CONTINUUM : FROM LANGUISHING TO FLOURISHING IN LIFE", JOURNAL OF HEALTH AND SOCIAL BEHAVIOR, 43（2）: 207-222（2002）.

［14］〔美〕莎拉·威廉姆斯·戈德哈根著:《欢迎来到你的世界》,丁丹译,机械工业出版社2019年版。

［15］唐平著:《积极认知行为治疗》,北京大学医学出版社2013年版。

［16］陈屹,石惠,唐平:《积极认知行为治疗的基本方法》,载《西南交通大学学报（社会科学版）》2012年第13卷第1期,第65-70页。

［17］〔美〕詹姆斯·卡拉特著:《生物心理学:第10版:》,苏彦捷译,人民邮电出版社2012年版。

［18］冯耕耘:《旅游地形象形成的心理学分析》,载《三峡大学学报（人文社会科学版）》2012年第1期,第73-76页。

［19］〔加〕津德尔·西格尔,马克·威廉斯,约翰·蒂斯代尔等著:

《抑郁症的正念认知疗法》，余红玉译，世界图书出版公司2017年版。

　　［20］〔澳大利亚〕罗宾·戴维森著：《我独自穿越沙漠，领悟了安全感和自由》，袁田译，九州出版社2016年版。

　　［21］张进著：《渡过3：治愈的力量》，工人出版社2018年版。

　　［22］〔美〕戴维·巴斯著：《进化心理学：第4版》，张勇译，商务印书馆2015年版。

　　［23］〔法〕西尔万·泰松著：《在西伯利亚森林中》，周佩琼译，上海文艺出版社2015年版。

　　［24］张双全，胡雪儿，赵晓彤，ET AL：《基于SAS的森林心理保健功能研究》，载《中南林业科技大学学报（社会科学版）》2018年12卷第2期，第83-88页。

　　［25］南海龙，王小平，陈峻崎，ET AL：《日本森林疗法及启示》，载《世界林业研究》2013年第3期，第76-80页。

　　［26］杨欢，陈志权，范金虎：《森林医学发展历程和前景及其对疾病的预防作用》，载《世界林业研究》2019年第32卷第4期。

　　［27］李春媛，王成，徐程扬，ET AL：《福州国家森林公园游客游览状况与其心理健康的关系》，载《城市环境与城市生态》2009年第3期，第5-8页。

　　［28］南海龙，王小平，陈峻崎，ET AL：《日本森林疗法及启示》，载《世界林业研究》2013年第3期，第76-80页。

　　［29］〔挪威〕艾林·卡格著：《安静》，邹雯燕译，湖南文艺出版社2018年版。

　　［30］〔美〕艾德蒙·伯恩等著：《焦虑症与恐惧症手册》，邹枝玲等译，重庆大学出版社2018年版。

　　［31］刘斯漫：《正念冥想训练对幸福感的影响》，山西医科大学

2015年硕士论文。

[32] NEWBURY J, ARSENEAULT L, CASPI A, ET AL："WHY ARE CHILDREN IN URBAN NEIGHBORHOODS AT INCREASED RISK FOR PSYCHOTIC SYMPTOMS？FINDINGS"UK LONGITUDINAL COHORT STUDY, SCHIZOPHRENIA BULLETIN, 42（6）：1372–1383（2016）.

[33] 时东兵著：《三人行吟：时东兵文生陈忠村诗歌自选集》，上海文艺出版社2011年版。

[34] 袁勇贵，张心保，吴爱勤：《焦虑和抑郁三种理论模式的研究进展》，载《中华精神科杂志》2001年第34卷第1期，第55–57页。

[35] 上原严著：《森林疗养学》，南海龙等译，科学出版社2019年版。

[36] 上原严著：《疗愈之森：进入森林疗法的世界》，姚巧梅译，张老师文化事业股份有限公司2013年版。

[37]〔美〕纳撒尼尔·布兰登著：《自尊的6大支柱》，吴齐译，红旗出版社1998年。

[38]《图解经典》编辑部编著：《超图解心理学与生活》，北京联合出版公司2018年版。

[39] 樊文涛：《大学生屏幕时间与体质健康的现状分析及相关性研究》四川师范大学2018年硕士论文。

[40] LIU S, WING Y K, HAO Y, ET AL, "THE ASSOCIATIONS OF LONG-TIME MOBILE PHONE USE WITH SLEEP DISTURBANCES AND MENTAL DISTRESS IN TECHNICAL COLLEGE STUDENTS：A PROSPECTIVE COHORT STUDY, SLEEP（2018）.

[41]〔美〕C.R.斯奈德等著：《积极心理学：探索人类优势的科学与实践》，王彦等译，人民邮电出版社2013年版。

［42］王申连：《乌尔里克·奈塞尔的生态认知心理学思想解析》，载《南京晓庄学院学报》2017年第5期，第96-101，129页。

［43］〔美〕约翰·戈特曼著：《幸福的婚姻》，刘小敏译，浙江人民出版社2014年版。

［44］〔美〕罗伯特·斯滕伯格著：《爱情是一个故事：斯滕伯格爱情新论》，石孟磊译，世界图书出版有限公司2017年版。

［45］〔美〕莉·沃特斯著：《优势教养》，闫丛丛译，中信出版集团2018年版。

［46］郝芳：《从塞利格曼的狗到习得性无助》，载《百科知识》2018年第1期，第24-27页。

［47］〔美〕约瑟夫·克奈尔著：《共享自然》，张琦等译，湖北科学技术出版社2018年版。

［48］张萍：《国内大学义工旅游行为认知研究》，载《现代商贸工业》2017年第27期，第88-90页。

［49］郑思遥，刘兴双，方泽慧：《大学生义工旅行现状及前景调查研究》，载《考试周刊》2017年第74期。

［50］田紫灵，白凯，刘晨：《中国青年国际义工旅行者的旅游动机及其影响因素》，载《热带地理》2019年第3期，第420-429页。

［51］〔美〕欧文·亚隆著：《直视骄阳：征服死亡恐惧》，张亚译，中国轻工业出版社2015年版。

［52］同程百旅会《岁月与旅行》编辑部著：《岁月与旅行》，中国旅游出版社2016年版。

［53］段德智：《死亡哲学》商务印书馆2017年版。

［54］钟进才，张华萍，林章华等：《应用〈旅行笔记〉对晚期癌症患者进行意义治疗的初步研究》，全国癌症康复与姑息医学大会大会，

2011年。

[55]〔澳大利亚〕维克多·弗兰克著:《活出生命的意义》,吕娜译,华夏出版社2010年版。

[56] 张从正撰,徐江雁,刘文礼校注:《儒门事亲校注》,河南科学技术出版社2015年版。

[57]〔英〕史蒂芬·约瑟夫著:《杀不死我的必使我强大:创伤后成长心理学》,青涂译,北京联合出版公司2016年版。

[58] JARERO I, ARTIGAS L, LUBER M, "THE EMDR PROTOCOL FOR RECENT CRITICAL INCIDENTS: APPLICATION IN A DISASTER MENTAL HEALTH CONTINUUM OF CARE CONTEXT", JOURNAL OF EMDR PRACTICE AND RESEARCH, 5(3): 82-94(2011).

[59]〔美〕弗朗辛·夏皮罗著:《让往事随风而逝》,吴礼敬译,机械工业出版社2014年版。

[60] 黄锦文,曾光:《如何在作业治疗中运用积极心理学的PERMA理论模型提升幸福感》,载《福建中医药大学学报》2018年第28卷第1期,第5-12页。

[61]〔美〕约翰·瑞迪,埃里克·哈格曼著:《运动改造大脑》,浦溶译,浙江人民出版社2013年版。

[62]〔英〕亚瑟·克里斯托弗·本森著:《仰望星空》,佘卓桓译,黑龙江教育出版社2016年版。

[63] 吴进纯,杨波,肖容:《ET AL运动疗法改善抑郁症患者社会功能及生活质量的效果》,载《解放军护理杂志》2015年第12期,第27-30页。

[64] HOFFMAN B M, BABYAK M A, "CRAIGHEAD W E, ET AL. EXERCISE AND PHARMACOTHERAPY IN PATIENTS WITH MAJOR DEPRESSION:

ONE-YEAR FOLLOW-UP OF THE SMILE STUDY", PSYCHOSOMATIC MEDICINE, 73（2）：127–133（2011）.

[65] 江婉婷，王兴:《运动对抑郁的影响及脑可塑性研究进展》，第十一届全国运动心理学学术会议论文。

[66] 杜芳，任敏，王爱芹:《不同强度与频率的有氧运动对抑郁症患者抑郁症状的改善作用》，载《中华行为医学与脑科学杂志》2013年第22卷第9期，第830–832页。

[67]〔美〕卡尔·纽波特著:《深度工作》，宋伟译，后浪，江西人民出版社2017年版。

致　谢

　　在抗击新型冠状病毒肺炎疫情的这一年，除了积极投入抗疫一线的心理危机干预工作，我还利用休息时间整理了上一年的书稿，最后，完成了这本关于旅行疗愈的书。

　　奇妙的是，写这本书的过程，更加让我肯定了旅行对于人类的重要性犹如吃饭、喝水一般，旅行也是我们生活所必需的元素。

　　首先我要感谢我的爱人，她亦是书中兔子小姐的原型——孙晓霞（Rachel）。在我写书的午后，她总会静静地为我添满茶杯中的水。作为书稿的第一个读者，她总是为我带来积极的反馈，当然，每次旅行之前她所制定的旅行攻略，也总是充满了惊喜与感动。感谢你陪伴我左右，陪我到每一个向往之地，与其说旅行疗愈了我，不如说，是你疗愈了我。

　　同样，要感谢我的父母和岳父岳母。是他们的支持和包容，让我拥有探索世界的勇气；是岳父岳母的关心和爱护，让我可以和Rachel安住，为生活而奋斗。我尤其要感谢姐姐，在父亲罹患癌症之后，她竭尽全力地照顾父亲，在我多次因工作无法回家时，她告诉我："弟弟，你放心，家里有我。"愿以此书献给我亲爱的家人，愿父亲看到此书能够感到欣慰。

此外，这本书能够出版，我第一个要感谢的人是我的编辑——李佳老师。在两年前，当我提出想要探索旅行疗愈心理学的方向时，她一如既往地支持我，从想法到成稿，李老师全程参与了这本书的制作，每次的讨论都会令我收获甚多，而她本人的毅力和意志，也令我钦佩不已。同样感谢责任编辑刘冰清老师，在本书的逻辑和结构方面给予了我巨大的支持。感谢我的好友王禹宸老师，他也是本书的插画老师，对本书原有的旅行疗愈心理学知识卡片进行了升级改造，做到了化腐朽为神奇，让我的很多想法得以用视觉化的方法显示，为本书增色不少，是他的努力让这本书呈现出多彩的样子。

我还必须感谢我所在医院的领导，在业务工作上面给予了我很多的支持，让我有机会在工作中得以实践旅行疗愈心理学的理论，同样给予了患者更加多样化的帮助。

我要感谢我敬爱的研究生导师——袁也丰老师。您的厚爱和教导让我受益匪浅，老师与师母之间的伉俪之情是我一生都要去学习的。而花果山的师兄、师姐、师妹、师弟们，无论何时他们都在我的背后支持着我，感谢你们。

我还要感谢广东省精神卫生中心的睡眠医学首席科学家张继辉教授，感谢您在百忙之中为我的书写序，在科研学习上，您为我指引了方向。同样要感谢其他推荐老师的支持，感谢老师们对于这本书的反馈和推荐。

最后，感谢我的每一位来访者，是你们的信任和理解，让我们有机会共同探索出了一种新的心理疗愈方式，就是在旅行中疗愈，在旅行中获得幸福。

图书在版编目(CIP)数据

旅行疗愈心理学 / 姜超著. —北京：中国法制出
版社，2021.12

ISBN 978-7-5216-2228-7

Ⅰ.①旅…　Ⅱ.①姜…　Ⅲ.①旅游-精神疗法-研究
Ⅳ.①R493

中国版本图书馆CIP数据核字（2021）第208045号

责任编辑：李佳（amberlee2014@126.com）　　　　封面设计：高　瓦

旅行疗愈心理学
LÜXING LIAOYU XINLIXUE
著者 / 姜超
经销 / 新华书店
印刷 / 三河市紫恒印装有限公司
开本 / 880毫米 × 1230毫米　32开　　　　　　印张 / 9.5　字数 / 188千
版次 / 2021年12月第1版　　　　　　　　　　　2021年12月第1次印刷

中国法制出版社出版
书号ISBN 978-7-5216-2228-7　　　　　　　　　定价：45.00元

北京市西城区西便门西里甲16号西便门办公区
邮政编码：100053　　　　　　　　　　　传真：010-63141852
网址：http://www.zgfzs.com　　　　　　编辑部电话：010-63141838
市场营销部电话：010-63141612　　　印务部电话：010-63141606
（如有印装质量问题，请与本社印务部联系。）